Médecines antiques des Romains et des Germains

Confrontation et analyse

Médecine à travers les siècles

Collection dirigée par le Docteur Xavier Riaud

L'objectif de cette collection est de constituer « une histoire grand public » de la médecine ainsi que de ses acteurs plus ou moins connus, de l'Antiquité à nos jours.
Si elle se veut un hommage à ceux qui ont contribué au progrès de l'humanité, elle ne néglige pas pour autant les zones d'ombre ou les dérives de la science médicale.
C'est en ce sens que – conformément à ce que devrait être l'enseignement de l'histoire –, elle ambitionne une « vision globale » et non partielle ou partiale comme cela est trop souvent le cas.

Dernières parutions

Ali HAMDAN, *De la médecine coloniale à la santé communautaire au Sénégal*, 2020.
Geneviève HERY-ARNAUD, Dominique LE NEN, *Pierre Le Damany, grand médecin breton. Souvenirs d'un étudiant en médecine, Rennes (1887-1891)*, 2020.
Xavier RIAUD, *Carnet de voyage académicien d'un historien de la médecine*, 2020.
Xavier RIAUD, *La Greffe générale. Journal satirique des blessés de la face de l'hôpital du Val-de-Grâce (1917-1918)*, 2020.
Pierre AUBRY, avec la collaboration de Bernard-Alex GAÜZERE, *Médecins et expéditions coloniales françaises au XIXe siècle (Afrique Noire et Madagascar)*, 2020.
Philippe SCHERPEREEL, *Le sang, imaginaire et réalités. Des excès de la saignée à la transfusion sanguine*, 2020.
Georges TRAVERT, *La mucoviscidose. Histoire d'une aventure médicale et humaine*, 2019.
Maître Antoine BOIREL, *Chirurgien de campagne sous le Roi-Soleil. Traité des playes de teste 1674*, présenté par Françoise Guillon-Metz, 2019.
Xavier RIAUD, *L'or dentaire des nazis*, 2019.
Isabelle CAVE, *Les accidents professionnels. Enjeux sociaux et médicaux de la loi du 10 avril 1898. Les préludes à la médecine du travail*, 2019.

Michel A. Germain

Médecines antiques des Romains et des Germains

Confrontation et analyse

Préface du Professeur Patrice Le Floch-Prigent

L'Harmattan

Du même auteur

René Leriche, pionnier de la chirurgie vasculaire,
Glyphe, coll. « Société, histoire et médecine », Paris, 2008. Prix littéraire du Medec, 2010.

« Les sarcomes osseux »,
in *Histoire des maladies des os et des articulations*,
Rhumatologie pratique, ouvrage collectif,
Société française d'histoire de la médecine, Paris, 2009.

La microchirurgie dans le monde,
Glyphe, coll. « Société, histoire et médecine », Paris, 2011.

L'épopée des gants chirurgicaux,
L'Harmattan, coll. « Médecine à travers les siècles », Paris, 2012.

Alexis Carrel, un chirurgien entre ombre et lumière,
L'Harmattan, coll. « Médecine à travers les siècles », Paris, 2013.

Musiciens célèbres malades. Pourrait-on les sauver aujourd'hui ?,
L'Harmattan, coll. « Médecine à travers les siècles », Paris, 2015.

Les tables d'opération, de l'Antiquité à nos jours,
L'Harmattan, coll. « Médecine à travers les siècles », Paris, 2016.

Frédéric Chopin (1810-1849), un musicien de génie atteint d'une maladie rare, la mucoviscidose,
L'Harmattan, coll. « Médecine à travers les siècles », Paris, 2018.

Les sarcomes osseux chez l'enfant. Une longue histoire,
L'Harmattan, coll. « Médecine à travers les siècles », Paris, 2018.

C'était mon père. L'émouvant témoignage d'un héros de la Seconde Guerre mondiale. Résistant, évadé de Mauthausen, officier mort pour la France, Fiacre, 2018.

Autour du violon. Applications à la médecine. Ergothérapie-Musicothérapie, Fiacre, 2019.

La main du chirurgien, instrument remarquable au service de la médecine, Fiacre, 2020.

5-7, rue de l'Ecole-Polytechnique, 75005 Paris
http://www.editions-harmattan.fr
ISBN : 978-2-343-22236-3
EAN : 9782343222363

Préface

Les « GERMAINS ». Les Français ne les connaissent pas et surtout ne les apprécient guère. Ils ne voient pas bien l'utilité de les connaître, sinon de leur rappeler quelques cuisantes défaites (1870, 1914, 1939-40, cette dernière suivie d'une longue occupation). Et pourtant, nous avons presque tous en nous, sur le continent, une part issue des Germains (sauf les Basques, les Celtes et les Corses), car les Francs étaient des Germains qui nous ont donné deux dynasties : les Mérovingiens, dont Clovis et son fils Childebert qui a fondé la future église de Saint-Germain-des-Prés, puis les Carolingiens dont Charlemagne et ses trois fils, avec le pacte de Verdun en août 843 qui a partagé l'Europe. La Bourgogne sera créée par les Burgondes. Pour la Franche-Comté, on peut discuter. Des Germains iront jusqu'à Tolède et y resteront des siècles. Ostrogoths et autres Wisigoths envahiront la Roumanie, l'Ukraine et plus tard, l'Italie et l'Espagne. D'autres iront jusqu'à Rome qu'ils pilleront. Enfin, les Vandales saccageront tout sur leur passage et laisseront leur nom à la postérité : le vandalisme.
Ces tribus germaniques nombreuses ont contribué de manière importante à l'histoire de l'Europe. Ceci est attesté par les écrits de Jules César (Bellum Gallicum = *BG*). Leurs mouvements d'invasion assez progressifs sont comme pour les Celtes qui les ont précédés plutôt des superpositions d'un bellicisme tempéré, des installations en douceur [relative] sur des territoires assez peu peuplés suite à des poussées continues de tribus venant de l'Est. Pour les Germains, il n'y a pas d'unicité de civilisation, en dehors de langues de même racine, mais de dialectes différents qui ne donneront la langue allemande que tardivement[1]. Si les Germains, comme les Gaulois, n'utilisaient pas réellement l'écrit de manière usuelle, cette notion doit être nuancée puisque Jules

[1] C'est la bible de Luther qui sera unificatrice, car elle restera longtemps non écrite. Tout comme la langue celte en définitive.

César (*BG* = Guerre des Gaules I-29, an 58 avant notre ère), en arrêtant une migration des Helvètes vers l'Aquitaine, rapporte qu'on lui apporta des tablettes écrites en caractères grecs qui recensaient tous les noms de la population migratrice (380 000 personnes, dont 92 000 hommes en état de porter les armes. Sur ce total, seulement 110 000 reviendront en Helvétie, soit moins du tiers initial). *BG*, I-XXIX : *« In castris Heluetiorum tabulae repertae sunt litteris Graecis confectae et ad Caesarem relatae, quibus in tabulis nominatim ratio confecta erat, qui numerus domo exisset eorum qui arma ferre possent, et item separatim pueri, senes mulieresque*[2] *»*. De même, Jules César (*BG*, VI-14) rapporte que les druides gaulois utilisaient aussi les caractères grecs pour leurs notes et leurs comptes, mais pas pour la transmission religieuse qui était exclusivement orale. *BG*, VI-XIV : *« Neque fas esse existimant ea litteris mandare, cum in reliquis fere rebus, publicis priuatisque rationibus, graecis litteris utantur*[3] *»*. Les Germains, il est vrai, n'avaient pas de druides, mais les Helvètes (Suisses actuels) sont entre la Germanie et la Gaule. Par ailleurs, les nombreux oppida montrent sur des tessons de poterie le nom des propriétaires écrit en lettres grecques.

Dans l'immense plaine européenne, ces tribus, voisines de Germains, disparates, alliées ou rivales, selon l'air du temps, vont jouer un rôle plus ou moins clair dans l'extension de l'Empire romain qui s'opposera parfois à leur progression, mais qui louera souvent leurs services guerriers (comme les 1 000 cavaliers germains, mercenaires de Jules César au siège d'Alésia). En effet, bien que peu et assez mal armés, les Germains sont d'un courage et même d'une férocité réputée, inspirant la crainte, et leur cavalerie était redoutable. Le Rhin à l'Ouest sera une sorte de barrière naturelle pendant de nombreux siècles et, surtout, ce

---

[2] *« On trouva dans le camp des Helvètes des tablettes écrites en caractères grecs : elles furent apportées à César. Elles contenaient la liste nominative des émigrants en état de porter les armes, et aussi une liste particulière des enfants, des vieillards et des femmes. »*

[3] *« Ils estiment que la religion ne permet pas de confier à l'écriture la matière de leur enseignement alors que pour tout le reste en général, pour les comptes publics et privés, ils se servent de l'alphabet grec. »*

qui deviendra l'Allemagne ne sera jamais (totalement) romanisé. Ce fait sera largement récupéré par les mouvements nationalistes allemands, en particulier ceux récents, de sinistre mémoire.
C'est la figure historique d'un chef germain à cheval sur l'an zéro, Arminius, qui domine cette histoire étonnante. Entré dans la légende. Arminius est le fils de Segimer, chef ou roi chérusque. Enfant, il est emmené comme otage à Rome où il devient un chef militaire, un général des légions auxiliaires, valeureux et décoré par l'empereur lui-même. Revenant en fonction dans son pays, ce qui est une erreur politique et militaire, poussé par son père qui se plaint amèrement de l'occupation romaine, il s'allie secrètement avec d'autres tribus germaines et tend une gigantesque embuscade, en l'an 9 de notre ère, dans la forêt de Teutobourg, désormais localisée à Kalkriese, contre les Romains. Les trois légions romaines de Varus revenant à l'automne de l'an 9 de notre ère d'une campagne fatigante et dans des conditions météorologiques pénibles se voient former, sur les conseils d'Arminius, une ligne étroite de défilement, ce qui est strictement interdit aux soldats romains, entre des hauteurs et un marais long de quelques kilomètres. La ligne est attaquée par plusieurs tribus de Germains et les auxiliaires germains des légions. Un rempart de terre sur les collines est effondré sur les Romains qui l'attaquent. C'est un massacre de trois légions entières, soit près de 20 000 hommes, en ne faisant pratiquement pas de prisonniers. Ceux-ci ne seront libérés que de très nombreuses années plus tard. Les corps ne seront pas enterrés, les chefs seront cloués aux arbres et retrouvés plusieurs années plus tard par *Drusus Nero* (= Germanicus, selon Tacite). Le chef romain Quintilius Varus, inconsistant sur le plan militaire, se suicide. L'empereur de Rome, Octave devenu Auguste, en fait une dépression et se laisse pousser la barbe, avant d'entreprendre une inspection en Germanie. Quelques années plus tard, Germanicus [*Drusus Nero*, un Romain (-15, + 19), neveu et fils adoptif de Tibère] rétablit la situation militaire, vainc Arminius et récupère les aigles des légions perdues. Pourtant, Rome s'arrêtera pour un temps aux confins de la Germanie. Les sources historiques ne sont que romaines puisque les Germains n'ont pas utilisé l'écriture. Brèves et légèrement différentes, elles concordent pour le lieu, la date et surtout le caractère catastrophique, et

déshonorant de la « bataille » de Teutobourg, qui n'était en fait qu'une trahison et un gigantesque guet-apens.
Dans l'inconscient collectif français, les Germains et leurs successeurs, les Allemands, sont les ennemis héréditaires dont on ne reconnaît, et de mauvaise grâce, que les qualités guerrières, et aussi de travail et d'ordre. Pourtant, ils ont marqué d'une manière indélébile le visage de l'Europe actuelle dont ils constituent un des maillons économiques les plus forts. Les langues germaniques sont à l'origine de nombreuses langues européennes, et pas seulement l'allemande, mais aussi les langues scandinaves, et avec les Angles et les Saxons, la langue anglaise, constituée pour moitié d'allemand et pour moitié de français. Dans la langue française courante, « Germain » est resté pour les cousins germains, un peu moins pour les issus de germain, mais on utilise très peu l'acceptation de frères et sœurs germains qui sont ceux issus des mêmes père et mère, différents des termes d'utérin, même mère seulement, et de consanguin. Ceci témoigne de la monogamie absolue des Germains et de leur fidélité familiale exemplaire. En langue française, il nous reste de « Germain », outre le prénom et le patronyme, plusieurs mots dont la fréquence d'utilisation est variable : germain, Germanie, germanique, germanisation, germanisme, germaniste, germanisant, germanité, Germanium (métal rare, de masse atomique 32), germanophile, germanophilie, germanophobe, germanophobie, germanophone.
Les « saints germains » sont en France, au nombre de deux. Le premier est né à Auxerre en 378 et est mort à Ravenne en 448. Il a été évêque d'Auxerre (= église Saint-Germain l'Auxerrois). Il accomplit des missions en Grande-Bretagne et fait se consacrer à Dieu, sainte Geneviève, sainte patronne de Paris. Le second « saint germain » est né près d'Autun vers 496 et est mort à Paris vers 576. Il a été évêque de Paris vers 555 et est enterré dans l'église Saint-Augustin qui deviendra Saint-Germain-des-Prés.
« Sainte Germaine » est une humble paysanne à l'écoute de son prochain, née à Pibrac près de Toulouse en 1579, qui est morte en 1601. Son tombeau est devenu un lieu de pèlerinage populaire. Elle n'a été canonisée qu'en 1867.
Parmi les toponymes, c'est la ville, le château, où Henri IV a fait élever sa nombreuse progéniture en bas âge, et la forêt de Saint-Germain-en-Laye, au nord des Yvelines, qui dominent la scène.

Laye dérive probablement du francique *laïda* qui a donné *lad* en saxon et qui correspond au chemin tracé dans une forêt pour marquer les divisions et les réserves d'une forêt. Il en est resté : layon, layé, layeur dans la terminologie des eaux et forêts. Puis, de sentier de forêt, il a signifié réserve, puis la forêt elle-même.
L'étymologie de « germain et Germanie » est discutée. La science étymologique est récente, moins de 2 siècles. Cependant, ces termes sont inscrits dans la guerre des Gaules de Jules César repoussant les Germains en 55 avant Jésus-Christ qui avaient franchi le Rhin septentrional. Le grand dictionnaire de Félix Gaffiot (1934), latin-français [Hachette, 1934] nous laisse : *germana, ae* = sœur germaine ; *germane [germanus]* = réellement, fidèlement ; *germani, orum* = les germains ; *Germania, ae* = la Germanie ; *germaniae* = les germains ; *germanicianus, a, um* = servant en Germanie ; *germanicus, a, um* = À) germanique ; *germanicus, i* = surnom de vainqueurs en Germanie ; *Germanitas, atis* = fraternité, parenté entre frères et sœurs ; communauté d'origine, parenté ; affinité, ressemblance, analogie (en parlant des choses) ; *germanitus* = en frère. Il y a 2 acceptations pour *germanus* : 1] *germanus, a, um* : A] naturel, vrai, authentique, B] germain, de frère germain ; 2] *germanus, a, um* = de Germanie ; 3] *Germanus, i* = saint Germain, évêque de Paris.
Le livre de Michel Germain comporte une intéressante deuxième partie dédiée à la médecine romaine antique de cette époque. Elle nous est relativement inconnue malgré la très longue pérennité des œuvres de l'école d'Hippocrate au Ve siècle avant notre ère, puis de Galien de Pergame, médecin grec ayant exercé à Rome au IIe siècle de notre ère. Après l'étude de la vingtaine d'épitaphes de médecins de Germanie retrouvés, dont une seule femme, Michel Germain a réussi à en dresser un tableau clair et une synthèse de sa médecine antique dans son aspect scientifique qui apportera beaucoup à tous les professionnels de la santé comme au grand public. Les rapports avec les deux autres aspects de la médecine antique, magie et religion dont Hippocrate a initié la disparition, sont évoqués. L'obstétrique est envisagée avec un regard particulier pour les sièges d'accouchement. Les pouvoirs des eaux, de la pharmacologie avec une plante sauvage aux multiples effets médicaux, le silphium de Cyrénaïque, complètement disparue pour avoir été trop récoltée, nous étonnent. Mais, la

pharmacologie fait de grands progrès et des atlas illustrés se développent qui aboutissent à l'ouvrage de Dioscoride. L'école d'Alexandrie est un progrès majeur dans tous les domaines scientifiques y compris la médecine. Deux noms s'en détachent, Hérophile et Erasistrate, célèbres pour leurs études anatomiques reposant sur la dissection sur l'homme, qui restait interdite en Grèce continentale. Cette avancée anatomique sera cependant brève dans le temps. La médecine, et surtout la chirurgie militaire, se développera peu à peu dans l'Empire romain avec des hôpitaux annexés aux camps des légions romaines dont les médecins finiront par être salariés. Les instruments chirurgicaux comme ceux retrouvés à Herculanum et à Pompéi nous étonnent encore par leur qualité et leur diversité. Le musée d'histoire de la médecine de l'Université de Paris a permis la publication d'une série d'instruments, sous l'impulsion de Mme Marie-Véronique Clin, sa Conservatrice, et de Mme Sonja Poncet. Elles doivent en être remerciées. Tout comme notre ami Michel Germain pour la qualité de ses travaux sans cesse renouvelés…

Pr Patrice LE FLOCH-PRIGENT
Ancien Membre du CNU d'Anatomie
Membre de l'Académie nationale de Chirurgie

Avant-propos

Ce livre aborde l'histoire romaine et germanique. Il s'attarde notamment sur la médecine de ces deux nations. Il nous rapporte les migrations et invasions des peuples germaniques. Attirés par les richesses de la Gaule, leur réputation de pillards remonte à l'Antiquité.
La première invasion est celle des Cambres et des Teutons à la fin du IIe siècle avant notre ère. Ils ont tenu en échec les légions romaines. Le consul Marius les vaincra plus tard. Puis, César soumet la Gaule surtout pour vaincre ultérieurement les Germains menés alors par le roi Arioviste qui retourne de l'autre côté du Rhin avec le reste de son armée. Et Rome décide de fortifier ses frontières avec des murs et des tours de guet (les limes), qui pourtant n'empêcheront pas les assauts futurs. C'est le début des grandes invasions et c'est une période difficile avec successivement les Alamans, les Francs, les Burgondes, les Ostrogoths.
Les Allemands doivent leur nom à la tribu des Alamans. Le nom des Français doit son nom, quant à lui, à celui du peuple germanique des Francs (traduit par « hommes libres »). Leur héritage est bien réel. Les royaumes barbares implantés donneront naissance à notre société féodale, aux délimitations de nos régions : le royaume des Burgondes donnera son nom à la Bourgogne. Les Germains doivent donc être inscrits sur notre arbre généalogique. Du sang germain coule dans nos veines.
Ce livre est de fait un rappel des batailles germaniques, de la médecine germanique et romaine.

Cet ouvrage sur les Germains m'intéresse et m'interpelle depuis longtemps. Les raisons en sont multiples.
Mon nom tout d'abord : Germain. Les Germains sont des envahisseurs et des guerriers. Ils ont envahi l'est de la France. Les autochtones demandaient en les voyant : « Qui sont ces gens ? D'où viennent-ils ? » « Ce sont des Germains » leur répondit- on.

Durant toutes mes études secondaires, j'ai été surnommé : Germanicus. Pourquoi ? J'étais maigre et j'avais le nez busqué, ressemblant physiquement à ce général romain Germanicus qui a attaqué la Germanie. Mes racines sont ancrées profondément en Germanie, d'autant que j'y ai des ancêtres demeurant à Flensburg. La première année où je suis allé en Allemagne, j'ai visité longuement l'Allemagne du Nord : Kiel, puis Flensburg, avant d'aller au Danemark.
Par la suite, j'ai été admiratif de la discipline allemande, de l'ordre, de l'organisation, du travail, de la rigueur.
Ce livre est basé sur des études récentes réalisées avec l'aide d'historiens, d'archéologues. Il étudie des périodes encore méconnues de notre passé. En effet, les historiens qui abordent les Germains et les royaumes barbares de l'Antiquité sont exceptionnels. En effet, leurs sociétés sont si complexes, souvent raffinées et la guerre y est un véritable art. De plus, ils ont été successivement ennemis, mercenaires ou alliés de Rome. Ils ont en outre précipité la chute de l'Empire chancelant et érigé de nouvelles sociétés où la culture latine n'a pas été oubliée. Enfin, ils ont précédé le Moyen Âge.

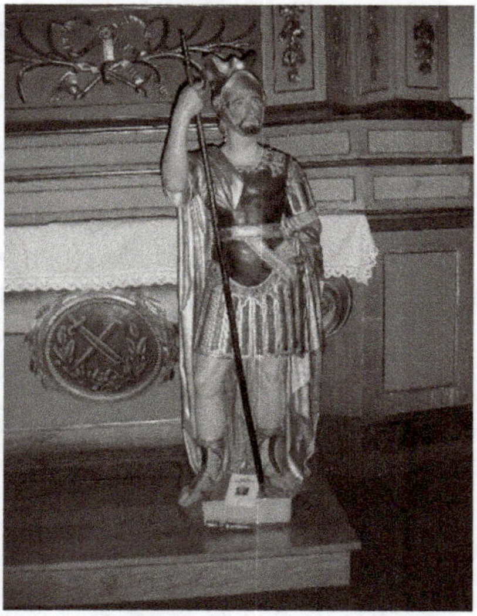

Le soldat Maurice porte l'armement définissant un homme de l'infanterie. Le prénom de Maurice est le surnom chrétien de ce soldat. Pour la partie défensive, il porte le casque, le protège-nuque et le protège-joue, la cotte de mailles, une cuirasse qui était une sorte de tricot en fil de fer. Le casque est surmonté d'un panache. L'élément défensif est le fameux *gladius*, épée courte qui permet de frapper de taille et d'estoc, et le célèbre *pilum*, javelot à long fer qui se plie en heurtant un obstacle et qui ne peut donc pas être retourné à l'expéditeur. Le ceinturon et les chaussures constituent des éléments de l'équipement. Maurice dirigeait une cohorte de soldats. Lui et ses hommes se convertirent au christianisme. Tous furent exécutés pour cette raison (© Michel A. Germain et abbé Geoffroy Genin, église Haute Tarentaise).

Les migrations et les invasions barbares

Les invasions barbares ou grandes invasions sont des mouvements migratoires des populations germaniques, hunniques et autres à partir de Huns de l'est de l'Europe centrale.
Dans la recherche historique moderne, l'adjectif « barbares » n'a pas de connotation péjorative. Il fait référence au « barbaricum ». Les auteurs romains utilisent ce terme pour tout ce qui est hors de leur imperium (empire). Bien que datant de l'antiquité tardive, les mouvements migratoires relient cette époque à celle du Moyen Âge. Les autochtones ont romanisé et christianisé les royaumes dits « barbares », comme les Wisigoths, les Francs, les Lombards. Une des causes de ces mouvements pourrait être en lien avec la dégradation climatique survenue au IVe siècle de notre ère et se finissant au Xe siècle.
Différentes populations se modifient et déferlent en vagues successives sur l'Empire romain qui est peu affecté par cette évolution climatique et qui dispose d'une agriculture prospère. En l'an 382, sont conclus des accords entre les autorités de l'Empire et les Wisigoths permettant aux Goths de s'établir sur le territoire romain.

Nous l'avons déjà dit, la première invasion est celle des Cimbres et des Teutons au IIe siècle avant notre ère. Elle tient en échec les légions romaines, mais le consul Marius parvient à les détruire. César fait la guerre en Gaule et la soumet. Par la même occasion, il combat les Germains menés par le roi Arioviste qui retourne à droite du Rhin, avec ce qui reste de son armée.
À la fin du Ier siècle de notre ère, Rome fortifie la frontière avec des murs et des tours de guet (les limes), mais les Germains reviennent à l'assaut au IIe, puis au IIIe siècle.
C'est le début des grandes invasions et de grandes difficultés pour la Gaule qui était en paix. Toutefois, on se souvient

notamment de quelques peuples envahisseurs : les Alamans, les Francs, les Burgondes, les Ostrogoths.
Bien sûr, les Germains n'ont pas laissé d'aussi belles constructions que les Gallo-Romains. Cependant, leur héritage est bien réel.
Les Germains sont en réalité des tribus qui vivent de part et d'autre du Rhin et qui constituent, avec d'autres, le monde celte. Ces peuples possèdent un socle commun légué par les lointains ancêtres indo-européens.
Comme nous l'avons déjà signalé, l'histoire des Germains et de Rome débute vers la fin du IIe siècle avant notre ère, suite à la migration des Cimbres et des Teutons. Ces peuples sont originaires du Danemark. Ils sèment la terreur en Europe et s'installent dans le sud de la Gaule. Les Cimbres sont anéantis à Aix-en-Provence et les Teutons, à Vercelli, en Italie.
Par la suite, César combat les guerriers germains. Après la conquête de la Gaule, Rome contrôle un grand territoire s'étendant jusqu'au Rhin. Au Nord du fleuve, ce sera la Gaule et la Belgique, et à l'est, la Germanie. Ainsi, le monde celte est-il coupé en deux. L'Empire romain souhaitera ardemment conquérir la Germanie.
Face aux Germains, les Romains subissent la terrible défaite à Teutoburg en l'an 9 de notre ère. Au IIIe siècle de notre ère, les tribus germaniques forment une confédération très puissante. Depuis la Scandinavie, d'autres peuples se massent en Germanie.

Références bibliographiques :
- Le Bouhec Y., « La « bataille de Teutoburg 9 apr. J.-C. », in *Illustoria*, 2013.
- Nutton V., *La médecine antique*, Les Belles Lettres (éd.), 2016. 562 pages.
- Warry J., *Histoire des guerres de l'Antiquité*, Elsevier (éd.), 1981.

La Germanie

Les peuples énumérés sont rangés par ordre alphabétique. Ils sont proches de fleuves navigables : la Lippe, le Rhin, la Weser, l'Ems. Ceci est indispensable pour les échanges et l'alimentation de ces camps.
- Angrivariens implantés entre l'Ems et la Lippe ;
- Bructères implantés entre l'Ems et la Lippe ;
- Chattes dans la haute vallée de la Weser ;
- Chauques dans la basse vallée de la Weser ;
- Chérusques dans la moyenne vallée de la Weser ;
- Marses entre la Lippe et la Ruhr ;
- Sicambres sur la rive droite du Rhin, entre la Ruhr et la Sieg ;
- Tengtères sur la rive droite du Rhin, entre la Sieg et la Lahn ;
- Usipètes sur la rive droite du Rhin, au nord de la Lippe.

La majorité de ces peuples germaniques se regroupent aux IIe et IIIe siècles. Ils forment la confédération des Francs de la rive droite du Rhin, ou Francs ripuaires. Ils s'allieront aux Francs de la rive gauche du Rhin, ou Francs saliens, et formeront la souche des deux dynasties de Mérovingiens, puis de Carolingiens.

Les Germains n'écrivent pas. Nos connaissances sur leurs coutumes et leur art de la guerre proviennent des écrits des militaires et historiens latins, donc de leurs ennemis. César écrit les *Commentaires*. Il fait l'éloge de la cavalerie germanique, mais Tacite en a fait l'étude la plus précise.

Pline l'Ancien a écrit les volumes de *L'histoire des guerres de Germanie.* Ce dernier a eu un commandement dans la région.

La littérature est plus abondante aux IIe et IIIe siècles lorsque les peuples barbares traversent la frontière de la Gaule en force. Tous ces écrits présentent ces hommes au tempérament belliqueux, qui terrifient leurs ennemis. Ils sont impétueux au combat.

Leur valeur d'escrimeurs est discutable selon les données archéologiques. Les découvertes d'épées sont très rares, sauf dans les tombes de riches guerriers.
Actuellement, la composition des armées germaniques est encore inconnue, en particulier la proportion de combattants de la noblesse, de leurs suites et des hommes du peuple. Les casques et les armures sont inconnus des Germains. Comment ont-ils eu des armes ? Il y a plusieurs possibilités.
Ils les fabriquent, les achètent, les échangent, les ramassent après les batailles ou les volent au cours des razzias.

Les Germains, ou peuples germaniques, sont des ethnies indo-européennes qui s'établissent en Europe septentrionale. Leur protohistoire trouve son origine dans les territoires nommés Germanie (latin Germania) et Thulé (terme grec désignant la Scandinavie ou le nord de l'Allemagne, et aussi les bords de la mer Noire).
Les Germains sont présentés comme des sauvages, vêtus de peaux de bêtes, qui pillent tout sur leur passage. En fait, ils constituent une société raffinée et complexe. Pour eux, la guerre est un véritable art. Ils ont été successivement ennemis, mercenaires ou alliés de Rome.
Ils ont accéléré la chute de l'Empire romain et ont érigé de nouvelles sociétés en conservant la culture latine.
À partir du Ier siècle, l'historien Tacite les fait mieux connaître. À cette période, la linguistique fait remonter trois grands groupes : Germains occidentaux, Germains orientaux, Germains septentrionaux.
C'est cette communauté linguistique qui constituera le modèle des « Germains ».

L'origine et l'expansion des peuples germaniques sont liées à l'âge de bronze danois selon l'archéologie allemande et scandinave, car les cultures du sud de la Scandinavie se diffusent vers le sud de la grande plaine européenne pour s'établir à l'âge de fer (500 ans avant notre ère) aux alentours du Rhin inférieur, de la Thuringe et de la basse Silésie.
Les historiens attribuent un caractère germanique à la culture de Jastorf (sud du Danemark et nord de l'Allemagne) bien que les

frontières linguistiques ne correspondent pas à cette culture. L'expansion démographique engendre le peuplement nouveau de régions vides de population.
Il n'existe aucun témoignage écrit des Grecs ou des Romains. Ils sont séparés des Germains par les Celtes. Les historiens de l'Antiquité ont souvent confondu les Germains et les Celtes. Le nom de Germain n'a été mentionné que tardivement.
Les Germains n'entrent dans l'histoire qu'à partir du IIIe siècle avant notre ère, après la formation des peuples.
Les peuples germaniques sont considérés comme des tribus inconnues réfugiées dans des forêts humides en Germanie jusqu'à l'Antiquité tardive, puis jusqu'au Moyen Âge où ils sont appelés dès lors « barbares ». La civilisation germanique unifie les peuples d'Europe du Nord avant le christianisme.
La description des Germains n'a de sens que dans la période de l'âge de fer germanique, qui existe avant l'âge des Vikings. Les Germains de la mer du Nord découlent de la culture scandinave à partir du IIe siècle avant notre ère.
Les recherches archéologiques récentes, depuis cinquante ans, effectuées par les universités allemandes, permettent d'en révéler les traits.
Les divers peuples germaniques migrent progressivement sur les territoires celtes et entrent en contact avec les Romains qui, selon Tacite, les nomment la Germanie.
Au total, les peuples en Germanie proviennent de la Scandinavie et d'îles de la mer baltique. Mais, ils sont issus aussi de la Pologne et des limites de la Russie historique : Novgorod et le Rhin. Les études archéologiques permettent d'en situer l'emplacement approximatif. Toutefois, une hutte en bois et en pierre peut avoir été bâtie par les Burgondes ou les Alamans. L'Empire romain dans son expansion n'a pas été défini pour ces peuples. Car, les Romains s'intéressent aux Celtibères et aux Gaulois, au-delà des frontières naturelles telles que le Rhin et le Danube.

Les historiens sont divisés sur l'origine du nom des Germains. En réalité, c'est en latin que le mot apparaît pour la première fois sous la plume de César, dans *Commentaires sur la guerre des Gaules*. Il évoque les différents peuples d'Europe occidentale en

58 avant notre ère et il écrit : *« Les Belges sont les plus braves de tous ces peuples parce qu'ils restent tout à fait étrangers à la politesse et à la civilisation de la province romaine, et que les marchands, allant rarement chez eux, ne les portent point, ce qui contribue à en exacerber le courage : d'ailleurs voisins des Germains qui habitent au-delà du Rhin, ils sont continuellement en guerre avec eux »*. Ce nom est repris sous la même forme dans le traité que Tacite a consacré aux Germains vers l'an 98 de notre ère, intitulé *De origine et situ Germanorum* (la Germanie).
César écrit : *« Les marchands qui leur parlaient de la taille gigantesque des Germains, de leur incroyable valeur, de leur grande habitude de la guerre, de leur aspect terrible et du feu de leurs regards qu'ils avaient à peine pu soutenir dans de nombreux combats, jetèrent tout à coup une vive terreur dans toute l'armée ; un trouble universel et profond s'emparait des esprits. Cette frayeur commença par les tribuns militaires, par les préfets et par ceux qui ayant suivi César par amitié, n'avaient que peu d'expérience de la guerre »* (César : *Bellum Gallicum*, I, 39).
La seule image des Germains provoquait une grande frayeur chez leurs ennemis, à la veille de les affronter. Aussi, les Romains les ont entraînés et en ont fait des alliés précieux, qui les ont aidés à gagner des batailles difficiles comme Alésia notamment.
Avec Auguste, l'Empire cherche à s'étendre vers la Germanie pour contrer leurs intrusions en Gaule. Les Romains s'installent outre-Rhin avec l'aide de tribus locales qui guerroient avec leurs voisins. En 9 de notre ère, le massacre des légions de Varus oblige Rome à se retirer d'une partie de la province de Germanie. La stratégie se modifie alors : d'offensive, elle devient défensive. Des troupes romaines sont massivement envoyées pour protéger les territoires administrés. Sous le règne des Flaviens, débute une frontière fixe entre l'Empire et la Germanie qui sera fortifiée progressivement. Ce sont les *limes.*
Contre une invasion possible et probable, trois moyens ont été utilisés : une défense linéaire, des défenses ponctuelles et des routes. La trilogie « route, camp, fleuve » forme ce que les historiens appellent les « limes ». Ce mot latin qu'ils affectionnaient n'était pas utilisé dans ce sens par les anciens, car il désignait un

sentier à travers la forêt. Les Romains n'avaient pas de mot pour désigner cet ensemble.
Les défenses ponctuelles s'appuient sur une défense linéaire et, dans le cas de la Germanie, le cours du Rhin joue ce rôle. Ce fleuve n'empêche pas les hommes et les marchandises de passer ; il n'empêche même pas les ennemis de traverser. Cela rend toute progression plus difficile, comme n'importe quel cours d'eau, peut-être plus que d'autres, car le Rhin est fort large et rapide.
Les soldats remplacent les tentes par des cabanes en bois et en terre. Ils tracent des routes pour relier les camps les uns avec les autres, pour aller chercher les approvisionnements vers l'arrière. Les routes militaires sont semblables aux routes civiles, elles ne sont pas dallées, contrairement à ce qu'on lit dans la littérature. Les ouvriers creusent une longue tranchée dans le sol, puis ils la remplissent de terre et de cailloux avec une forme arrondie afin que l'eau des pluies traverse le cailloutis et se réfugie sur les bordures.

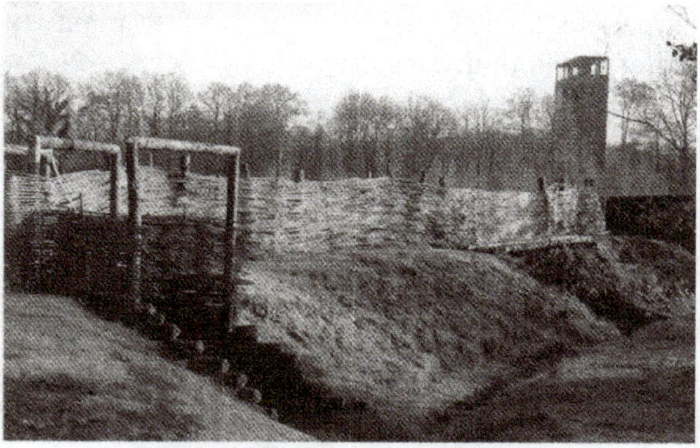

Varusschlacht im Osnabrücker Land
GmbH Museum und Park Kalkriese,
© Alex Thiele.

Le musée de Kalkriese a reconstitué un mur d'enceinte d'un camp romain. Le rempart en bois est construit sur un talus et il est précédé par un fossé, et des pièges afin de gêner la progression des assaillants. Des tours permettent de voir venir les ennemis et de jeter des projectiles sur eux. Ce musée est un modèle de muséographie moderne.

César, quant à lui, crée également le concept géographique de Germania. D'après les auteurs du *Chambers Dictionary of Etymology*, les peuples germaniques eux-mêmes n'ont jamais utilisé le nom de Germanie pour s'auto-désigner. Ce terme ne se rencontre qu'en latin. C'est de lui que découle le mot allemand Deutsch qui veut dire justement « allemand ».
Deutsch est à l'origine de l'ancien français tieis qui désigne tout peuple de langue germanique. Le germanique commun est un pseudo « peuple » teutonos = « ceux de la tribu », nom trivial celtique, puis latinisé en *Teutoni*. Le français en a tiré le mot Teutons et l'adjectif teutonique.
Les historiens n'admettent pas l'origine germanique du mot latin germanus. L'origine est soit inconnue et très controversée, soit d'origine celtique ou latine. Ce serait plutôt un composé des éléments germaniques gair (= lance) et man (= homme), qui fait du Germain « un homme à la lance ». Cette étymologie populaire est qualifiée de traditionnelle. En fait, le mot germani date du Ier siècle avant notre ère. André Cherpillat donne diverses interprétations fantaisistes comme ger-man = main avide, ou encore « chef des hommes ».

Plusieurs hypothèses sont avancées :

- hypothèse celtique

Le terme *Germani* reprend un terme employé par les Gaulois pour désigner leurs voisins les Germains cisrhénans, expression employée pour l'ensemble des peuples de langue germanique.
Cependant, l'explication avancée n'est pas suivie par la majorité des spécialistes du gaulois. L'hypothèse avancée est que les Gaulois auraient rapproché du vieil irlandais gair « voisin » et maon, man « peuple ». L'équivalent de ces mots n'est pas attesté en gaulois. Les Gaulois auraient nommé leurs voisins germaniques de la rive droite du Rhin de la manière la plus simple : « les hommes voisins, le peuple voisin ». Le nom des germani a aussi été interprété de manière hypothétique par les mots « ceux qui crient » ou « les hurleurs » étymologiquement suggérés par l'irlandais gairm et le gallois garm qui signifient « crier, hurler ». Le terme est bien attesté en gaulois par le radical garo et le substantif garman « cri ». Le *Chambers Dictionary of*

Etymology réfute l'explication pour des raisons phonétiques. Il convient peut-être de laisser Germani inexpliqué.

- hypothèse latine

Il est possible que Jules César ait employé le mot germanus en voulant dire « naturel, vrai, authentique, de la même race » et « germain, de frère germain », ou « frère ». Il appelle Gallia et Germania, deux régions séparées par le Rhin. Il n'existe pas de différence fondamentale entre Germani et Galli sauf pour ces derniers qui ont un contact plus poussé avec la civilisation romaine. Ainsi, le nom des Germains peut être interprété, comme « le peuple frère ».
Louis Deroy et Marianne Mulon s'appuient sur le fait que les Germains, belliqueux et réfractaires, sont restés à l'écart de la civilisation méditerranéenne, car fidèles à leur origine.
Cela signifie que les Germains étaient les vrais, les authentiques, les naturels par opposition aux Gaulois, partiellement colonisés et romanisés. L'adjectif germanus a été utilisé chez les divers écrivains latins. Plante évoque Cicéron considérant « illi vetere germanique campani » ou « ces anciens et authentiques ».

Les principales branches :

Leur population est estimée à 4 millions d'individus. Les tribus sont indépendantes. Il n'existe pas d'unité politique.

1- Les Germains scandinaves ou septentrionaux.

Il est admis que les populations germaniques ont formé le premier peuplement du sud de la Scandinavie à l'âge de bronze. Le nord de la Scandinavie, c'est-à-dire la Suède et la Norvège. La Finlande était peuplée de Finnois, voire de Lapons. Le qualificatif de « Scandinaves » est précis et adapté à ces populations. Le rattachement des Scandinaves aux Germains ne les englobant jamais daterait du haut Moyen Âge. Ce sont les Danois, les Goths de Scandinavie et les Suédois, ou Suiones.

2- Les Germains occidentaux

Ce sont ceux dont la préhistoire et la protohistoire sont les moins bien connues en raison des mouvements et des brassages de population. Ceci se passe à la lisière du monde romain. En raison de leur diversité, les Germains occidentaux comportent trois sous-groupes : les Germains de Rhénanie entre le Rhin et la Weser, les Germains de l'Elbe.

3- Les Germains de Rhénanie

Les Ampsivariens, Angrivariens, Bataves, Bructères, Chamaves, Chattes, Chérusques, Hattaires, Sicambres, Tenctères, Usipètes forment au début du IIIe siècle sur le cours inférieur du Rhin la confédération des Francs. Franci a une étymologie incertaine : « hardis, vaillants, ou hommes libres ». Il a alors le toponyme France. Une partie de ceux-ci, les Saliens, se sont mis au service des Romains au Ve siècle, sans être soumis à l'Empire. Une autre partie, les Rhénans, s'est constituée en royaume à la même époque pour résister à la poussée des Alamans. Depuis les provinces de Belgique et de Germanie inférieure, les Francs saliens se sont regroupés et ont formé un royaume au VIe siècle. Ils s'unissent en un royaume unique après leur victoire à la bataille de Vouillé contre les Wisigoths en 507. Ce royaume s'établit progressivement sur la majeure partie des Gaules, en assimilant les Gallo-Romains et la Germanie occidentale.
D'autres, les Bavarois (peuple de Bohème ou héritiers des Boïens) établis en Bohème franchissent le Danube sur son cours supérieur, mais sont successivement soumis aux Alamans, aux Ostrogoths, puis aux Francs avant de gagner leur indépendance à la fin du VIIe siècle.

4- Germains de l'Elbe

Ils sont constitués des Hemundurus, Herondures, Lombards, Marcomans, Quades, Semmons et Warnes. Certains de ces Germains, les Marcomans, les Quades et les Semmons réalisent la confédération des Suèves (Suevi = peuple du fleuve suivant l'Oder). Ils franchissent le Rhin aux côtés des Vandales et des Alains afin d'envahir les Gaules en 406, puis descendent jusqu'en Hispanie en 409 de notre ère. Ils y fondent un royaume en 410 avant d'être battus en 418 par les Wisigoths arrivés dans la péninsule ibérique. Ils se replient en Galice. Ensuite, ils tentent de reconquérir la péninsule après le départ en 429 des Vandales et des Alains qui se rendent en Afrique. Toutefois, ils se heurtent encore aux Wisigoths. Aussi, leur royaume se maintient en

Galice et au nord du Portugal jusqu'en 584. Au début du IIIe siècle, ils forment la ligue des Alamans entre le Danube et le Rhin. Alamanni vient du germanique Alle-mannen (« tous les hommes »), ce qui est à l'origine du nom Allemagne. Au Ve siècle, cette ligue étend son territoire vers les provinces de Germanie supérieure et de Belgique. Les Alamans combattent ensuite les Francs et sont vaincus à la bataille de Tolbiac en 496. Certains s'installent en Rhétie et en Italie du Nord sous le protectorat des Ostrogoths, puis de celui des Francs en 536. Des révoltes ont lieu avant leur disparition après une dernière défaite en 746 et après le massacre de Cannstatt.

5- Germains de la mer du Nord

Ce sont les Angles, Chauques, Frisons, Jutes, Saxons et Warnes. Au IVe siècle, les tribus des Angles, des Saxons et des Warnes se regroupent pour former la ligue des Thuringes. Établis, au début du Ve siècle, ils sont soumis au protectorat des Huns et forment un éphémère royaume en Germanie intérieure échappé de la domination en 453. Au début du VIe siècle, les Thuringes se heurtent aux Francs et disparaissent en tant que nation avant la fin du VIIe siècle.

Les Angles, à l'origine du nom « Angleterre », les Frisons, les Jutes et les Saxons, venus de la péninsule du Jutland et du cours inférieur de l'Elbe, se livrent à la piraterie en mer du Nord et dans la Manche. Dès 430, ils s'installent dans l'île de Bretagne après son abandon par les Romains en 410. Et entre le VIIe siècle et le Xe siècle, ils fondent les royaumes anglo-saxons. Puis, ils donnent naissance à la nation anglaise englobant les autres tribus de l'île, dont les Britto-Romains (Anglo-Saxons).

6- Germains orientaux

C'est le groupe le plus homogène avec les peuples qui ont conservé leur culture, leur langue et leur unicité pendant le Moyen Âge. Des histoires à caractère ethnique pendant cette période nous renseignent sur les origines de certains, alors que d'autres ont disparu. Ces Germains sont originaires de Scandinavie.

- Burgonde est en allemand Burgunden, à l'origine de « Bourgogne ». Ils sont originaires de l'île de Bornholm dans la mer Baltique. Vers le Ier siècle, les Burgondes s'établissent en Poméranie près de l'Oder, puis au IIe siècle en Silésie proche de la Vistule. À la fin du IIIe siècle, ils se déplacent vers l'Elbe puis le Main, puis fin du IVe siècle, ils vont jusqu'au Rhin, à la frontière de l'Empire romain. Une partie des Burgondes occupe la province de Germanie supérieure après l'invasion des Vandales et des Alains en Gaule. Ils se mettent au service des Romains sans exactement se soumettre. En 413, ils constituent un premier royaume, mais sont écrasés par les Huns en Germanie inférieure. Ils se placent sous la protection de l'Empire entre le lac de Genève et le Jura. Ils fondent un second royaume sous contrôle romain qui s'étend vers le nord et l'est. Ils s'étendent vers le sud, mais se heurtent aux Wisigoths en Provence. Le royaume des Burgondes se confondra avec celui des Francs.

- Les Gépides établissent un royaume après le retrait de l'Empire romain vers 550.
- Les Goths sont originaires de Suède et de la mer Baltique. Les Goths s'installent en Poméranie, entre l'Oder et la Vistule, puis s'installent au nord-ouest de la mer Noire. À l'est, les Ostrogoths émergent. Ceux-ci sont soumis par les Huns à la fin du IVe siècle. Après leur soumission par les Huns, ils pénètrent dans l'Empire d'Orient comme fédérés. Les Ostrogoths s'emparent de l'Italie, menés par Théodoric le Grand. Le royaume ostrogoth d'Italie s'effondre en 553, sous l'assaut des troupes de l'empereur Justinien. Ils se déplacent vers la Dacie en abandonnant l'Empire romain. À la bataille d'Antilope, ils sont vainqueurs de l'armée romaine dirigée par l'empereur Valence et viennent se placer sous le commandement d'Alaric. Ils pénètrent en Gaule et fondent en Aquitaine le royaume de Toulouse. Ils sont battus en 507 par les Francs de Clovis à la bataille de Vouillé. Ils sont repoussés vers l'Espagne et forment le royaume de Tolède. Celui-ci disparaît lors de la conquête musulmane de la péninsule ibérique en 711.
- Les Hérules s'établissent le long du Danube.

Les Hérules sont venus des rivages de la mer Baltique, le long de la Hongrie, et pillent Athènes. Ils deviennent des pirates le long des rivages de la mer Baltique. Ils se mettent au service des Ostrogoths ou des Byzantins.

- Les Ruges sont issus de Poméranie (Hongrie actuelle). Certains s'établissent en Pannonie, les autres se mettent au service de l'Empire romain d'Orient.
- Les Skires déposent le dernier empereur romain d'Occident Romulus Auguste, puis s'installent sur les bords de la mer Noire en Ukraine.
- Les Vandales sont originaires du sud de la Norvège et du Jutland. Ils s'établissent au IIIe siècle sur l'Oder et la Vistule. Les Vandales franchissent le Rhin et conquièrent la Gaule, l'Hispanie, l'Afrique du Nord et les îles de la Méditerranée. Le royaume vandale d'Afrique est créé en 439 avec la prise de Carthage. Il est possible que l'Andalousie tire son nom des Vandales.

En Germanie, le gouvernement est propre à chaque peuple. L'élection des chefs de tribus est très différente de celle de l'Empire romain. Elle forme la base des futures structures du Moyen Âge. La transmission héréditaire d'un titre n'est pas certaine. Il n'y a pas de roi. Les chefs conduisent leur peuple, car ils sont les plus aptes pour cela. Ils sont reconnus par l'aristocratie dominante.
La structure sociale est assez souple jusqu'à la période des grandes invasions. Les chefs de guerre n'ont qu'un pouvoir de circonstance.

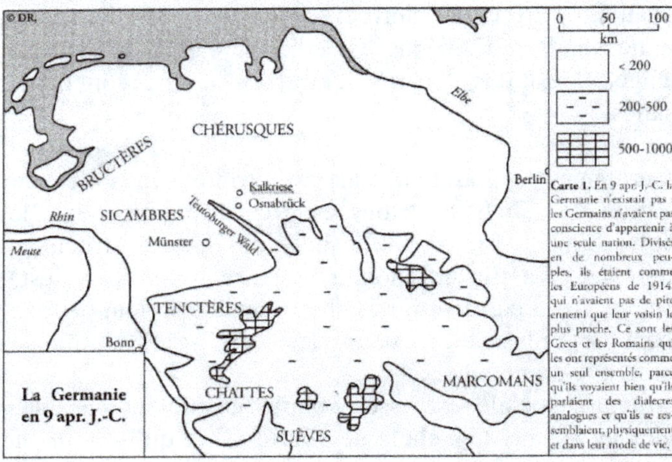

La Germanie après l'an 9 : les différentes tribus.

Les armées en présence

1- Les Romains

- Varus Publius Qinctillus (4 av. J.-C.- 9 apr. J.-C.) a été nommé gouverneur romain en Gaule et en Germanie. Il commandait les trois légions détruites à la bataille de Teutoburg où il s'est suicidé.
- Arminius Caius Julius était Germain (16 av. J.-C. - 21 apr. J.-C.). Prince chérusque germain, il est devenu chef de troupes auxiliaires romaines du fait de son enlèvement par les Romains. Il trahit Varus, organise l'embuscade et remporte la bataille de Teutoburg.
- Auguste (63 av. J.-C. - 14 apr. J.-C.), empereur romain, décide la conquête de la Germanie jusqu'à l'Elbe. Il nomme Varus en Germanie, puis abandonne la conquête de ce pays. L'empereur Auguste est fondateur d'un nouveau régime. D'une république, Rome est devenue un empire. Il fait ériger des monuments à la gloire des dieux et de la patrie en associant toujours sa personne. Il a inondé l'empire de bustes et de statues.

Quelles sont les légions romaines défaites par les Germains ?

Lors de la guerre des Gaules, la XIVe légion, placée sous les ordres de César, est détruite en 54 avant notre ère à la bataille d'Aduatuca à proximité de Tongres (dans l'actuelle Belgique), par les Éburons commandés par Ambiorix. Cette humiliation romaine est suivie de très lourdes représailles effectuées par César à l'encontre des Éburons. Ambiorix se réfugie chez les Germains. La légion XIV a été créée en 57 avant notre ère. Elle est immédiatement reconstituée, combat à Alésia en 52 avant notre ère et cesse son existence sur le Danube en 430.

Lors de la conquête de la Gaule par Auguste, la Legio V Alaudae (Alouette) a perdu son aigle en 16 avant notre ère à la bataille de Clades Lolliana, à proximité de la Tongres ou de Maastricht, alors qu'elle était combattue par une coalition des Germains : Sicambres, Tenctères et Usipètes. Venus de la rive droite du

Rhin, les Germains se heurtent au gouverneur romain Marcus Lollius qu'ils battent en s'emparant (provisoirement) de l'aigle emblématique de la légion. Cette humiliante défaite déclenche la visite d'Auguste en Gaule, en 16 avant notre ère, pour une durée de trois ans, consacrée à la réorganisation de la Gaule en trois Gaules et au projet de conquête de la Germanie jusqu'à l'Elbe. La Légion V, créée en 52 avant notre ère, continue son existence au moins jusqu'à la révolte des Bataves en 70 de notre ère.
Il convient d'expliquer la composition de la légion. Elle comporte 10 cohortes et 59 centuries. 5 000 fantassins et 120 cavaliers la composent.

2- Les Germains

Arminius le Germain a souvent été comparé à Vercingétorix le Gaulois. Le premier a été victorieux et le second, vaincu. Le premier a réussi là où le deuxième a échoué.
Arminius est présent dans tous les manuels scolaires d'Allemagne. Deux villes Munster et Osnabrück se sont disputé le privilège d'avoir accueilli la bataille de Teutoburg. Longtemps, on a ignoré le lieu exact de cette bataille et il a été décidé que le monument d'Arminius serait installé sur la limite entre les deux villes. Ce général a été utilisé par le nationalisme allemand.
De nombreuses publications ont été écrites concernant Arminius. Ce sont principalement des auteurs grecs et latins : Dion Cassius, Tacite et Florus qui ont rapporté ses exploits. Des milliers de livres ont été écrits. Il ne faut retenir que les livres scientifiques en dehors de la période 1933-1945. Toutefois, les sources sont peu nombreuses.

L'histoire d'Arminius

Arminius est peu connu. En particulier, on ignore son aspect physique. Selon certains auteurs, son nom dérive de la latinisation du nom germanique Hermann et, selon d'autres, Arminius dérive de « l'Arménien ». En effet, ce général a servi dans l'armée romaine et a été envoyé dans cette région. Il a été officier. Son nom est peut-être la forme latinisée d'un nom germanique que nous ignorons encore. Donc, il fait la réunification de tous les peuples opposés aux Romains. Arminius est né au sein du peuple chérusque. Son père s'appelait Ségimer et il était issu d'une famille royale germanique. À l'âge adulte, il dirige une unité de Chérusques servant dans l'armée romaine avec le titre de Préfet, en Dalmatie ou en Arménie. Il apprend le latin, le droit et les mœurs romaines. Il était jeune et physiquement fort. Il a eu un grand succès en Allemagne à partir du XIXe siècle avec la naissance du nationalisme. Pris en otage, il sert dans l'armée romaine comme officier. Revenu en Germanie, il devient conseiller du général Varus, tout en préparant l'unité militaire des Germains pour combattre les Romains et les chasser de leurs terres. Puis, il est devenu roi de la majorité territoriale de la Germanie. Il est mort, tué après une trahison des siens.

L'armée germanique

Le recrutement des hommes du peuple

La structure sociale explique celle de l'armée germanique. Tous les hommes libres, en âge de porter la lance sont recrutés. Ces hommes s'équipent en fonction de leurs moyens, assez pauvrement. Ils constituent une part importante du dispositif armé. Tacite et Pline l'Ancien les décrivent à demi nus, habillés de peau de bête, ayant une lance et un bouclier, sans autre protection, loin du matériel standardisé des Romains. L'entraînement militaire est simple, mais ils suivent les ordres. Les troupes expérimentées sont placées en avant. Leur valeur combative est limitée, mais ils sont fidèles et ils préfèrent souvent mourir au combat que de se rendre. Les descriptions latines décrivent des armes en bois : des pieux, des épées ou des massues durcies au feu. Le fait d'engranger du butin pour améliorer leur condition les rend dangereux.

L'équipement des Germains

Les armées germaniques sont composées de petites bandes de guerriers prompts au coup de main, faiblement équipées et évitant le combat avec les troupes romaines mieux organisées. Ils passent les fleuves rapidement : ce sont de bons nageurs et ils vont piller les villages, et les bourgs. Ils s'en retournent chargés du butin. Comme les Gaulois, les tribus germaniques se font continuellement la guerre. Leurs vêtements sont de couleur claire (tunique à manches longues de couleur claire). En effet, les

couleurs chatoyantes sont réservées à l'aristocratie. Au contraire, les teintes sobres se fondent dans les décors naturels et les guerriers sont ainsi mieux adaptés à leur environnement. La tunique est serrée à la taille par un os (fibule).
Les Germains sont maîtres dans l'art des embuscades.
Le travail de l'os : la tabletterie est une industrie dans l'Antiquité. L'os permet de fabriquer des manches de couteau, des aiguilles et des petits objets du quotidien.
Un petit coutelas muni d'un manche en os est fixé à la ceinture. Le guerrier a une corne à boire sur sa ceinture. Ces guerriers portent des amulettes pendues au cou qu'on retrouve dans les sépultures. Ce sont des coquillages qui protègent et peuvent servir de monnaie d'échange.
Ces amulettes restent présentes dans les pays du nord : Danemark, Norvège.
Dans les armées germaniques, les coutelas, épées et lances durcies au feu sont répandus pour les guerriers les moins fortunés. Les découvertes archéologiques récentes sont formelles à ce sujet. Ces armes permettaient de briser les membres de l'ennemi. La pointe pouvait perforer le corps.
Les Germains possèdent souvent un bouclier, composé de lattes de bois et cerclé par du cuir clouté. Ce bouclier est très avantageux dans les combats en forêt. Il possède en son centre une pièce appelée « umbo » de fer conique, très germanique. À ce niveau, du côté interne, des lanières permettent de maintenir son homogénéité.

La cavalerie

Chaque peuple du monde germanique dispose d'une cavalerie spécifique et diversifiée. César, lors de la conquête des Gaules, a employé la cavalerie germanique dans le cadre du mercenariat. Cela a été un élément essentiel dans le dispositif césarien. C'était surtout des cavaliers légers qui désorganisaient ou harcelaient les lignes adverses. Ultérieurement, la cavalerie germanique s'est étoffée au contact de l'Empire romain. Comme déjà dit, il convient de distinguer deux zones géographiques pour cette cavalerie.

1- Les Germains occidentaux : les Burgondes, les Alamans et les Francs ont une cavalerie basée sur les anciens modèles. Les nobles et leur suite, qui ont les moyens de s'équiper, ont un cheval. Ils disposent de cavaliers légers composés de lanciers et de lanceurs de javelines. L'utilisation d'archers à cheval est peu probable au début, car nécessitant un entraînement particulier. Cette cavalerie, honorifique et utile, combat à l'épée et à la lance.
2- Les Germains orientaux : les Goths et les Vandales ont une tradition équestre plus ancienne, car ils disposent de vastes étendues qu'ils occupent. Les Goths se sédentarisent dans les plaines de l'Europe centrale et sont en contact avec les Sarmato- Alains qui ont une longue histoire équestre datant de plusieurs siècles. Ces tribus vivent du mercenariat et de la rapine, et sont appréciées par les Romains. Ils vont modifier les tactiques de combats des autres peuples. Les lanciers cuirassés se développent associés à des cavaliers légers, lanceurs de javelines, des archers à cheval et d'autres soldats ayant des lassos.

Les mercenaires d'autrefois deviennent de véritables cavaliers auxiliaires qui se rendent indispensables. Intégrées dans l'armée romaine, ces unités réunissent plusieurs milliers d'hommes destinés à briser les lignes adverses par des chocs frontaux et à détruire le moral de l'ennemi. Les cavaliers chargent en masse avec de longues lances mesurant jusqu'à 4 mètres de longueur et ils sèment la terreur, et la désolation sur leur passage.
Bien sûr, ils connaissent des revers occasionnels, mais ils demeurent terrifiants. Leur trace se perd, mais leur héritage ne sera pas perdu puisqu'il a donné naissance à la cavalerie lourde médiévale.
Une partie des cavaliers est moins lourdement équipée. Ils ont intégré dans leurs propres cavaleries des archers montés. Sur leur tête, ils portent un « *spangenhelm* ». C'est un modèle simple composé de segments métalliques rivetés comme l'attestent certains modèles retrouvés en Allemagne. Les historiens placent

son apparition dans les régions d'Asie occidentale, en Ukraine et au sud de la Russie.
Les modèles sont apportés par des populations nomades. Une des premières représentations connues doit être regardée sur la colonne Trajane combattant l'armée romaine durant les campagnes en Dacie. Contrairement au casque fait d'une pièce nécessitant un travail long et une grande maîtrise de la forge, la technique de fabrication du *spangenhelm* est des plus simples et des plus rapides, ce qui en fait un casque bon marché et donc très populaire pouvant être fabriqué dans des ateliers impériaux. Une nuquière molletonnée couvre la nuque. Elle peut être confectionnée en cotte de mailles ou en écailles.
Leur protection corporelle est constituée d'une cuirasse faite d'écailles de laiton solidarisées en rangées par des agrafes de métal cousues en quinconce sur un tissu épais ou sur du cuir. Elle est surmontée d'une collerette permettant la mobilité au niveau des épaules et facilitant les mouvements du cavalier. Cette cuirasse est courte pour monter à cheval.
Les cavaliers portent un cafetan (ancien vêtement oriental, ample et long) et des braies (pantalon ample en usage chez les Gaulois et les peuples germaniques) sur le bas du corps, sur lesquels sont enfilées des bottes de cuir souples plus pratiques pour des cavaliers que des chaussures basses. Ce type de bottes décrit par les auteurs latins est attesté par des découvertes archéologiques d'origine romaine aux fouilles d'Antinoë. Elles ont révélé une paire de bottines en cuir souple et une paire de bottes montantes en cuir rigide.
Sur les bras, sont attachées des protections appelées « manicae » (brassards). Ce sont les mêmes écailles que la cuirasse ou des lamelles de fer.
Des reliefs hellénistiques et l'iconographie des gladiateurs les montrent bien.
Des artefacts (matériel guerrier) ont été trouvés à Carlismes en Angleterre. Ces lames métalliques sont rivetées ou nouées sur des sangles de cuir perpendiculaires. D'ailleurs, les légionnaires romains utilisaient les mêmes protections sur le bras droit pour éviter les blessures.
Les chevaux portent aussi une armure d'écailles, un protège-cou et un chanfrein. Elles sont réalisées en écaille de laiton : un

magnifique artefact a été découvert à Doura-Europos en Syrie. Ces armures de cheval ne sont pas uniformes, car les soldats à l'époque s'équipent selon leurs moyens financiers. L'archer enfourche une monture peu cuirassée : sa spécialité lui impose la mobilité. Les protections du cheval sont allégées. Au contraire, le lancier est blindé sur le poitrail, partie exposée lors du choc frontal pendant les charges de face. Les selles utilisées sont faites à partir du modèle hunnique, spécialement pour les archers montés. Ce sont deux plaques de bois incurvées placées sur le dos du cheval, maintenues par deux arçons. Un cuir cru est tendu entre ces arçons et forme le support du siège. Une peau de mouton doublée de cuir forme le complément du siège. Cette selle permet au cavalier de rester assis bien droit pour tirer à l'arc dans de bonnes conditions alors que le cheval est au galop, ceci pour augmenter la stabilité. Des étriers en bois et cuir sont aménagés. Ils sont connus en Chine depuis longtemps. Les cavaliers utilisent des bandes de cuir attachées à leur selle pour monter à cheval.

Références bibliographiques :

- Munier G., Kanape P. A., *Les Germains. De la conquête romaine aux grandes invasions,* Errance (éd.), 2013.
- Nutton V., *La médecine antique*, Les Belles Lettres (éd.), 2016. 562 p.
- Wolters R., *Die Schlacht im Teutoburger*, Wald, Munich, 2008. 253 p.

La bataille de Teutoburg

La bataille de Teutoburg est aussi appelée bataille de teutoburger wald ou schlacht im teutoburg (schlacht im teutoburger wald ou varusschlart ou hermannsschlart (en allemand) et clades variana (en latin). Elle a eu lieu en l'an 9 de notre ère. Elle a eu pour conséquence directe la destruction de trois légions romaines commandées par Publius Quinctillus Varus. Une alliance de tribus germaniques menée par le chef chérusque Arminius les a affrontées, refusant la conquête de la Germanie sous le principat d'Auguste.

De fait, les circonstances et la localisation précise de l'évènement ont été longtemps mal connues. La date, quant à elle, est confirmée.

L'endroit serait situé aux environs d'Osnabrück dans le Land de Basse-Saxe. Cette victoire germanique décisive a entraîné le retrait stratégique et définitif des Romains de la Germanie. La localisation de la bataille de Teutoburg a été rendue possible par les citations de Tacite. Elle s'est bien tenue, selon ce dernier, dans la région de Kalkriese.

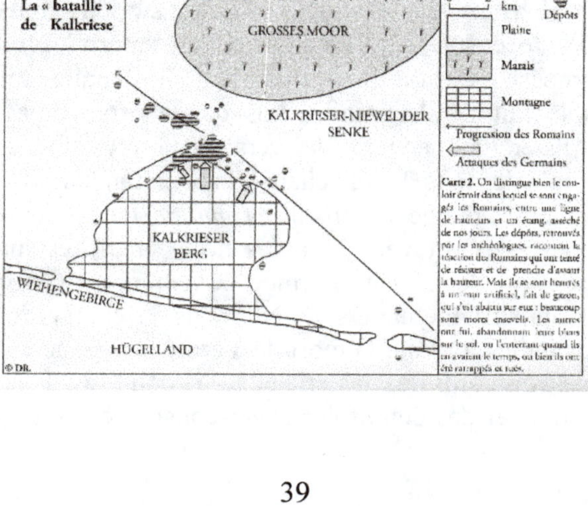

Carte 2. On distingue bien le couloir étroit dans lequel se sont engagés les Romains, entre une ligne de hauteurs et un étang, asséché de nos jours. Les dépôts, retrouvés par les archéologues, racontent la réaction des Romains qui ont tenté de résister et de prendre d'assaut la hauteur. Mais ils se sont heurtés à un mur artificiel, fait de gazon, qui s'est abattu sur eux : beaucoup sont morts ensevelis. Les autres ont fui, abandonnant leurs biens sur le sol, ou l'enterrant quand ils en avaient le temps, ou bien ils ont été rattrapés et tués.

Cette victoire donnera plus tard des idées aux politologues nazis. Les tribus germaniques étaient composées de Chérusques, de Mars, de Chattes, de Bructères, de Chauques et de Sicambres. Les forces en présence ont été évaluées à 30 000 Germains. De l'autre côté, trois légions romaines sont dénombrées : XVII, XVIII et XIX accompagnées de six cohortes d'auxiliaires, soit 20 000 hommes en tout. Les pertes germaniques sont inconnues. Du côté romain, 20 000 hommes ont été tués ou faits prisonniers (la presque totalité).

Les sources historiques proviennent exclusivement d'historiens romains, car les Germains n'écrivaient pas. Parmi ceux-ci, le récit le plus détaillé, mais peu crédible, en a été fait par Dion Cassius et le plus fiable, par Tacite, mais il est fragmentaire sur les affrontements. D'autres auteurs se contentent de citer l'événement comme Ovide, Manilius, Strabon. D'autres, bien qu'ils l'évoquent, ne la décrivent pas avec précision. C'est le cas de Paterculus, Suétone, Florus. La disparition de trois légions romaines est pourtant avérée, en plus de la défaite militaire d'une armée en campagne.
L'empereur Auguste a commis l'erreur de confier à son proche parent Varus, une mission d'intégration de la Germanie à l'Empire romain. Pourtant, ce territoire n'était pas encore pacifié. De plus, Varus a commis une autre erreur, celle de débuter par l'administration fiscale et judiciaire de Germanie tout en mobilisant ses trois légions en terrain hostile. On connaît également mal l'histoire des trois légions avant leur destruction. Les historiens romains ont pratiqué l'autocensure, car ils craignaient d'encourir les foudres du pouvoir impérial, c'est-à-dire qu'ils n'ont pas évoqué la mollesse de Varus, la traîtrise d'Arminius, ainsi que le terrain défavorable.
Velleius Paterculus apporte la version la plus fiable. Il est contemporain des faits. Il était chargé du commandement militaire en Germanie. Il a rédigé une *Histoire romaine.* Il est né en 19 avant notre ère et est mort vers 31 après notre ère. C'est un tribun militaire devenu légat dans l'armée de Tibère en Germanie. Il manque d'impartialité envers Tibère, mais Paterculus fournit de précieuses indications sur la mort de Varus, le massacre des trois légions, de trois corps de cavalerie et de six cohortes. Toutefois, il refuse de donner des détails sur les circonstances de cet affreux

désastre en proposant de les exposer en détail, dans un ouvrage plus étendu, mais inconnu des historiens, où il loue les remarquables qualités de l'armée : *« la plus courageuse et qui se distinguait par sa discipline, sa vigueur, et son expérience de la guerre »*. Il dénonce la perfidie de l'ennemi, mais comment qualifier autrement la traîtrise d'Arminius ? Arminius est Germain d'origine, romanisé de force et retourné contre Rome par son père. Il dénonce aussi en détail les faibles qualités militaires de Varus, son imprévoyance, son apathie, son manque de discernement et sa faible combativité. Cette source historique la plus proche des faits est compatible avec les autres sources historiques, sauf avec Dion Cassius. Cette source révèle le caractère anormal de l'événement, la difficulté de l'historien à la décrire et donc la probable censure.

Le centurion Marcus Caelius est de fait une véritable source archéologique. Marcus Caelius est un centurion de la légion XVIII Augusta. Nous le connaissons par sa pierre tombale trouvée à Castera Vetera (Xanten) qui indique sa mort à la bataille de Teutoburg. Longtemps, cette pierre tombale a été la seule trace archéologique de la bataille. Caelius est représenté en uniforme de parade, portant ses insignes (phalères (plaque de métal décoré), armillae (colliers) et couronne civique). Dans la main, il tient son bâton de commandement (cep de vigne). Il est entouré de ses deux affranchis qui ont probablement trouvé la mort avec lui pendant la bataille.
Traduction du texte gravé sur sa tombe :
« A Marcus Caelius, fils de Titus, de la tribu Lemonia, de Bononia (Bologne). Centurion d'ordre 1, 18ᵉ Légion, âgé de 53 ans. Tombé pendant la guerre de Varus. Les corps de nos affranchis pourront reposer ici. Publius Caelius, fils de Titus, de la tribu Lemonia, son frère a réalisé cette tombe ».
À deux reprises, en 55 et en 53 avant notre ère, Jules César franchit le Rhin. Les troupes romaines s'aventurent pour la première fois, dans ce que César nomme la Germanie, et tentent d'occuper ces terres boisées. Il trace alors, sur un plan linguistique, une frontière qui ne correspond à aucune réalité ethnique, car des Germains vivent sur la rive gauche du fleuve et surtout des Celtes sur la rive droite. Le successeur de Jules César

et fils adoptif, Auguste, achève la conquête de la péninsule Ibérique. Dès ce moment, Auguste rêve d'étendre son empire sur les deux rives du Rhin. Sa démarche est alors de déporter les Ubiens de la rive droite à la rive gauche du Rhin, puis il adopte une politique guerrière offensive. Il subit une lourde défaite à la bataille de Lollius en 16 avant notre ère, contre les Sicambres et leurs alliés. Les légions romaines prennent pied sur la rive droite du Rhin et fortifient la frontière pour éviter les incursions germaniques. En l'an 12 avant notre ère, les légions attaquent la Germanie indépendante. Cette date marque le début de 4 années de campagne romaine.

En l'an 11 avant notre ère a lieu la bataille d'Arbalo. D'après Pline l'Ancien (Nat XI, XXVIII ; Obsequens et Florus : II 30 BG 24), la bataille se passe au retour de la deuxième campagne de Drusus vers l'Elbe. Cette embuscade tendue par les Chérusques à proximité de la Weser cause d'importantes pertes romaines.

En 8 avant notre ère, les troupes romaines atteignent la Weser et l'Elbe. Des camps permanents sont construits au-delà du Rhin. De ce fleuve à l'Elbe, la soumission des tribus autochtones semble acquise. Aussi, un triomphe est célébré à Rome pour l'invasion de la Germanie, le 1er janvier 7 avant notre ère, marquant également la fin des opérations militaires dans cette région. Une partie des troupes se trouve toutefois maintenue sur la rive droite du Rhin, une autre partie est chargée d'assurer la sécurité de cette nouvelle province. Pour gagner la fidélité politique des tribus germaniques, la citoyenneté romaine est accordée à certains membres des élites locales et, pour attacher ces peuples à Rome, on reprend un procédé qui avait bien fonctionné en Gaule. Chaque année à Condate, dans un acte politique et religieux, les 60 peuples des Trois Gaules (Gaule cisalpine, narbonnaise et transalpine) se rassemblent, élisent un grand prêtre qui rend hommage à la déesse Rome et à l'Empereur au nom de tous.

En Germanie, un autel provincial et fédéral est édifié au centre de la nouvelle ville fondée sur le territoire des Ubiens, l'oppidum Ubotium, la future Cologne, une ville de 96 hectares, circonscrite par des murailles et appelée à devenir la capitale de la nouvelle province. Une administration financière est alors mise en place et, à 120 kilomètres à l'est de Cologne, un gisement de plomb est

exploité. Une implantation civile est fondée dans la vallée de la Lahn près de Waldgirmes, à 40 km au nord de l'actuelle ville de Francfort. Rome quadrille le pays très rapidement afin de le sécuriser et d'y établir des structures qui permettent de la gérer comme une province de *l'imperium romanum*. Dans ce but, au cours de l'an 7 de notre ère, le sénateur Publius Quintilius Varus est nommé gouverneur de la Germanie. Il la dirige comme une province pacifiée, multiplie à la hâte les réformes, lève les impôts, perçoit les tributs, rend la justice, effectue le recensement, recrute des soldats. Il remplit ces tâches avec rudesse, autoritarisme et maladresse. Elles sont vite inconvenantes et insupportables pour les tributs germaniques qui considèrent ces pratiques, humiliantes.
Parmi les conseillers du gouverneur Varus, se trouve un Germain devenu citoyen romain, Caius Julius Arminius, fils de Ségimerus, chef des Chérusques. Arminius assure, en mentant, au gouverneur romain que ses nouveaux administrés sont heureux de sa nomination et des réformes qu'il mène. De fait, en secret, Arminius, âgé de vingt-cinq ans, réunit les tribus germaniques qui ont constitué une alliance. Ensemble, ils décident de tendre une embuscade aux Romains.

La bataille se fait à l'automne de l'an 9 de notre ère. Le gouverneur Publius Quintilius Varus va faire l'inspection de l'est de la province nommée Germanie sans aucun incident. Lorsque sa mission est terminée, il rentre vers sa capitale par une route familière. Pourtant, des renseignements lui sont parvenus lui indiquant qu'une attaque se préparait contre lui. Il n'y prend pas garde. D'ailleurs, il est rassuré : une formidable armée d'environ 20 000 hommes est à ses côtés. Celle-ci comporte les XVIIe, XVIIIe et XIXe légions, ainsi que trois ailes de cavalerie et six cohortes de troupes auxiliaires.
En rentrant, il se détourne de son itinéraire pour aider un peuple germanique qui lui demande de l'aide. Il décide d'aller les aider. Son armée se retrouve alors relativement étirée et en désordre, dans des contrées qui lui paraissent inconnues, comprises entre des forêts, des marais et des broussailles. Il s'y ajoute des colonnes de civils accompagnés de chariots et d'animaux qui ralentissent l'avance de son armée. De plus, le temps d'automne

est exécrable avec de la pluie associée à du brouillard, du vent et du froid.
L'armée romaine s'engage sur une bande de terre étroite, longue de six kilomètres et d'un kilomètre de large. À droite, des marais, à gauche des collines boisées. À un endroit bien précis, Arminius, qui dirige et précède l'armée, la quitte précipitamment avec quelques compagnons sur leurs chevaux. Il donne ainsi le signal de l'attaque. Celle-ci est soudaine, brutale : c'est une embuscade géante. Les Germains lancent toutes leurs forces. La violence de l'attaque et la configuration géographique empêchent les Romains de se regrouper, de manœuvrer et de se mettre en position de combat. Les combattants romains pensent que les cohortes d'auxiliaires germains sont parties chercher des renforts. Il n'en est rien. Ils ont rejoint les assaillants germains, leurs frères.
Le premier jour de la bataille, les pertes sont élevées, considérables. Difficilement, un camp romain est construit, mais la colonne recule. Pour soulager la colonne qui fuit, les chariots sont abandonnés, détruits ou brûlés.
Le deuxième jour de l'affrontement, les attaques se poursuivent avec une terrible intensité, si bien qu'au soir, il est impossible aux Romains de construire un campement. Au troisième jour, les Romains ont de nombreux blessés et morts. La pluie et la boue alourdissent les vêtements. Les arcs et les boucliers deviennent inutilisables. Les Germains, quant à eux, voient leur nombre qui ne cesse d'augmenter. Ils sont chez eux et connaissent le terrain. De plus, ils ont un armement léger. Dans cette situation, c'est un grand avantage.
Les Romains attaquent une fortification de terre sur une colline, mais leur assaut est anéanti. En effet, les Germains écroulent le mur artificiel de terre sur les ennemis ce qui les enterre vivants. En fin de journée, l'avantage est largement aux Germains qui attaquent sans cesse.
Pour les Romains, c'est l'hallali. Quelques-uns, malgré tout, parviennent à percer les lignes ennemies et se réfugient dans le camp romain proche d'Aliso.
Des légionnaires sont capturés, pour une période de 30 ans. Les autres soldats romains sont exterminés et les trois aigles emblématiques des légions sont capturés. Numonius Vala tente de s'enfuir à la tête de sa cavalerie, mais en vain. Ceonius se rend.

Lucius Eggius, préfet du camp romain, meurt à la tête de ses troupes et Varus se suicide sur son épée.
Varus appartenait au Sénat de Rome, la plus haute aristocratie. Les Germains rendront hommage au vaincu.
Par la suite, les Germains prennent tous les camps romains de la rive droite du Rhin, à l'exception d'Aliso qui résiste jusqu'à une sortie des survivants vers Castra Vetera (Xanten) sur le Rhin.
Les trois légions perdues et anéanties sont mal connues des historiens, à l'inverse des autres légions romaines. La non-reconstruction définitive des trois légions détruites est une décision unique dans l'histoire militaire romaine, confirmant ainsi le caractère anormal et exceptionnel de la situation.
La tête de Varus, qui s'est suicidé, est envoyée aux Marcomans par les Chérusques, pour les entraîner dans le soulèvement. Ceux-ci refusent et transmettent la tête de Varus à Rome où elle est inhumée.
Cette défaite traumatise l'empereur Auguste. Et Suétone écrit : *« A ce qu'on raconte enfin, l'empereur Auguste fut tellement abattu par ce désastre que plusieurs mois de suite, il ne se coupa plus la barbe, ni les cheveux, et il lui arrivait de se frapper la tête contre la porte avec ce cri : "Quintilius Varus, rends-moi mes légions !" ».*

Références bibliographiques :
- Le Bohec Y., *La bataille du Teutoburg (9 apr. J.-C.)*, Lemme Illustoria (éd.), 2013.
- Nutton V., *La médecine antique*, Les Belles Lettres (éd.), 2016.

Archéologie de la bataille de Teutoburg : découvertes et analyse

C'est l'archéologie et la numismatique qui ont approfondi la connaissance de cette bataille. Le lieu : Kalkriese est mieux connu grâce aux monnaies retrouvées.

Avant la bataille, la région de Kalkriese a été habitée, mais peu. Les trouvailles montrent quelques vases et des fibules. Celles-ci permettaient de maintenir les vêtements. À cette époque (début de notre ère), les vêtements étaient maintenus par des fibules. Les spécialistes en ont fait un classement selon les formes. Ils sont parvenus à dater les fibules avec une certaine précision.

Les découvertes de l'époque peuvent avoir appartenu à des militaires, mais aussi à des femmes ou à des commerçants. Les ceinturons et les chaussures existaient : elles étaient en cuir et cloutées.

Outre ces objets, les armes défensives et offensives ont passionné les archéologues. Les casques de protection sont des calottes et des supports de panache. Quant aux cuirasses, il ne persiste que des morceaux de cottes de mailles, des boucles. Il existe aussi des pointes de javelots ou de lances. En fait, il existe des restes de différents objets militaires.

Des harnais de chevaux de chariots et des os de chevaux ont été retrouvés. De même, des squelettes de mulets. Il est vrai que les marais et la vase conservent remarquablement les ossements. Les archéologues ont également découvert des outils pour les travaux du génie, fabriqués en fer, et non en acier, et donc érodés. Les autres métaux étaient peu utilisés, comme le plomb et le cuivre.

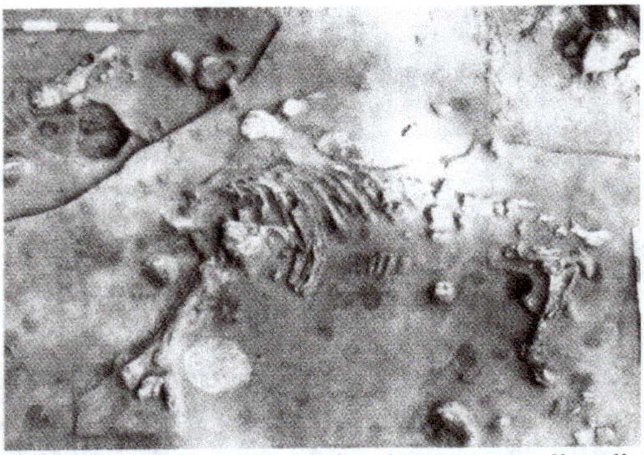

Restes complets de mulet trouvés derrière le rempart au lieu-dit Oberesch.
En effet, l'armée romaine était suivie par un grand nombre d'animaux de bât.
(Museum und Park Kalkriese, © Alex Thiele).

Les décorations récompensaient les soldats. Des médailles très érodées et incomplètes ont été trouvées. La trousse d'un chirurgien a été exhumée également. Lors des cérémonies, les officiers portaient un masque en métal argenté. Plusieurs ont été mis à jour.

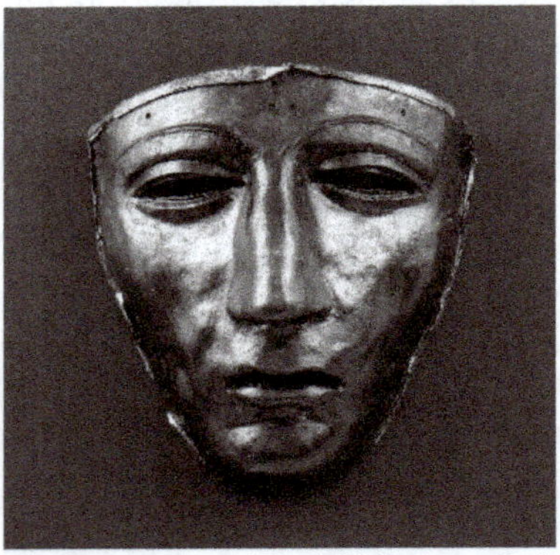

Masque de parade (Museum und Park Kalkriese, © C. Grovermann).
C'est un élément d'un ensemble plus complexe qui comprenait un casque et une partie faciale fixée. Il était fabriqué avec du fer et était recouvert d'une couche d'argent. Il mesurait 16,9 cm de hauteur et 8,4 cm de largeur. Il était porté par les officiers de la cavalerie romaine.

Les pièces de monnaie dominent l'intérêt des chercheurs. Le Sénat a fondé la monnaie de cuivre lors de la guerre contre Pyrrhus, puis le denier d'argent lors de la bataille contre Hannibal. Sous le Principat, le budget de l'État romain allait pour 90 % à l'armée.

Les soldats recevaient un salaire régulier, mais modeste. À l'époque d'Auguste, un légionnaire touchait 900 sesterces, donc peu. Sous Domitien, les salaires ont été augmentés d'un tiers. Ces affirmations reposent encore sur des hypothèses. Louis-Pol Délestrée a étudié particulièrement les monnaies.

Actuellement, les historiens ne doutent pas de la localisation de Teutoburg à Kalkriese.

Des hypothèses ont été avancées pour expliquer ce désastre romain. En fait, il y a eu plusieurs erreurs et des circonstances multifactorielles, comme le climat, notamment. Il en ressort que quatre erreurs importantes ont été commises. Pourquoi Auguste a-t-il choisi Varus comme gouverneur de Germanie ? Varus n'était pas un stratège. Varus a accordé sa confiance à Arminius et à son père. Là encore, cela a été un tort. Arminius était un Germain. Varus a laissé son armée (20 000 hommes) aller dans un couloir permettant le passage d'une seule file d'hommes sans envoyer auparavant d'éclaireurs. Il faisait froid et il pleuvait. Les soldats étaient fatigués, revenant d'une longue campagne.

Par ailleurs, Arminius était un excellent chef de guerre, formé et décoré par les Romains. Il connaissait toutes les techniques de l'armée romaine dont il était général.

Les spécialistes militaires sont divisés sur la finalité de cette bataille. Les uns estiment que les batailles décisives sont rares dans l'histoire de l'humanité. Cela se discute. Les autres pensent qu'aucune bataille ne décide de rien. Ce sont les rapports financiers qui décident du sort des conflits. Pourtant, la bataille de Teutoburg a été décisive, car Auguste voulait conquérir la Germanie. Après ce désastre cuisant, il y a renoncé définitivement.

Arminius a libéré la Germanie, chassant les Romains qui étaient là. Il lui a ainsi donné une longue période de liberté.

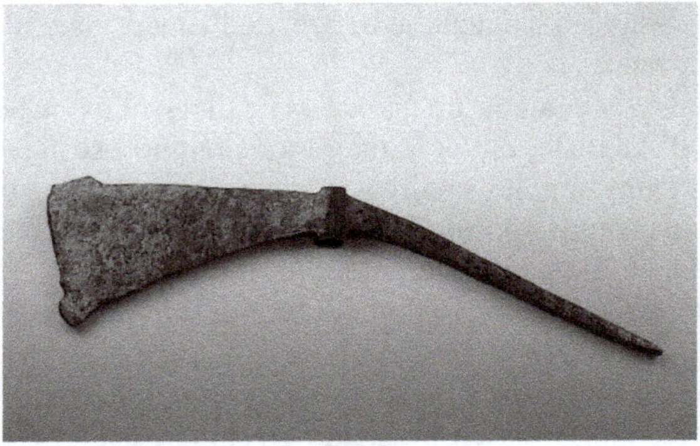

Le Dolabra
(© Osnabrücker land gmbh ; Museum und park Kalkriese, © C. Grovermann).
C'est un outil qui servait de hache et de pic, de pioche. Il mesurait 53 cm. Tous les soldats savaient s'en servir. Chaque soldat l'utilisait dans les travaux du génie.

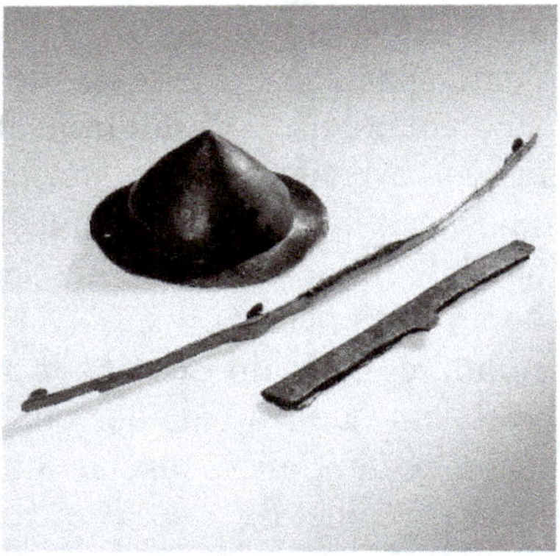

Des morceaux de boucliers métalliques
(Museum and Park Kalkriese, © C. Grovermann. Metallteile Schild).
Leur forme évoque vaguement une tuile. Elle a été empruntée aux Gaulois. Leur constitution est faite de plusieurs couches de bois et de cuir collées. Ils portaient en leur centre une demi-sphère de métal, appelée en latin *umbo*. Elle servait à détourner les javelots et les flèches. Elle était aussi utilisée dans un but offensif. En effet, un coup d'*umbo* porté dans le visage de l'ennemi lors du corps à corps pouvait l'assommer. De plus, la partie supérieure du bouclier était recouverte par une lame de fer. Elle permettait de frapper l'adversaire sous le menton. Au début, un bouclier ne comportait pas de poignée. Il était attaché à l'avant-bras du soldat.

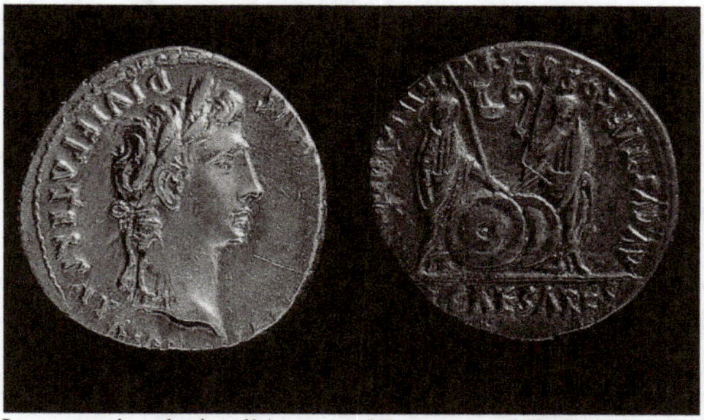

La monnaie : denier d'Auguste (Museum und Park Kalkriebe, © C. Grovermann. Römischer Denar).

Malgré la frappe d'or, l'argent restait le métal de référence dans l'Empire. Le monde romain était le monde de l'argent, celui du denier. Ces pièces ont été produites entre l'an 2 avant notre ère et à l'atelier de Lyon. De face, il existe un buste d'Auguste et, au revers, les princes de la jeunesse, c'est-à-dire le petit-fils d'Auguste et ses fils désignés à lui succéder. Ils sont d'ailleurs morts avant leur grand-père. Ils sont habillés en civil avec la toge, accompagnés de boucliers et de lances. Entre eux, existe un bâton d'Auguste. C'est une forme reprise par les évêques chrétiens pour la crosse et une cuiller à sacrifice. Ces objets évoquent la dimension religieuse du pouvoir politique.

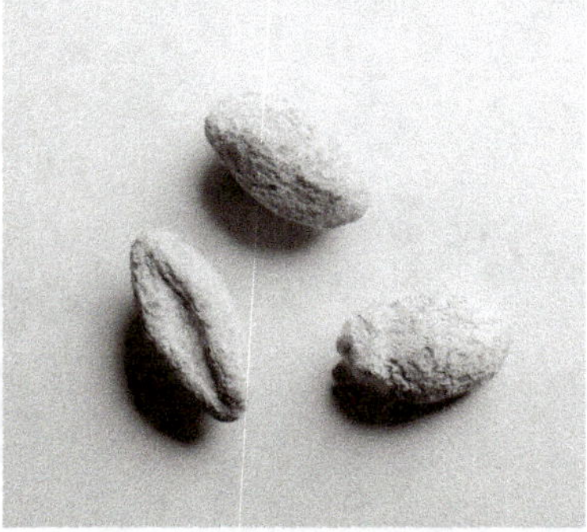

L'armement offensif : des glands de plomb (Schleuderbleie) (Museum und park Kalkreise, © C. Grovermann).

Les soldats de l'armée romaine savaient utiliser les frondes qui lançaient des glands de plomb. Ceux-ci donnaient des blessures graves. Les fantassins auxiliaires, fantassins légers, affaiblissaient l'ennemi avec des projectiles. Les légionnaires, eux aussi, les utilisaient. Leur taille était de l'ordre de 2 cm. Ces glands portaient des inscriptions : nom de l'unité, son général ou bien des promesses de ce qui arriverait aux épouses et filles des ennemis quand ils seraient vaincus (c'était la guerre psychologique) Gaulois et Germains savaient aussi utiliser ces frondes.

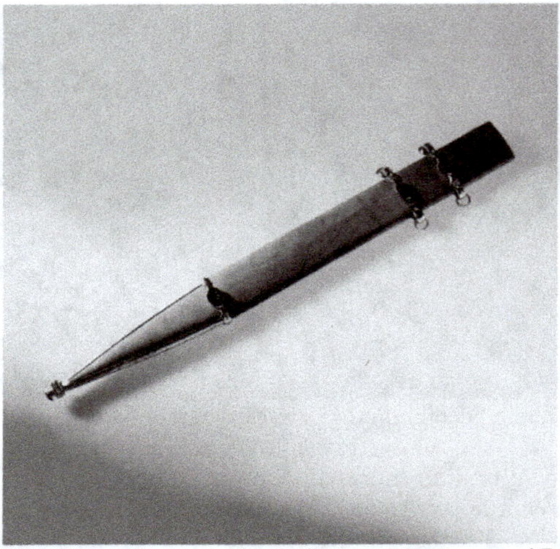

L'armement offensif : un fourreau de gladiateur (Museum und Park Kalkriese, © C. Grovermann (Schwertscheide Rekonstruktion)).

La célèbre épée utilisée par les légionnaires. Elle était appelée gladius. On lui a attribué une origine hispanique. Elle était courte (environ 70 cm), dure avec une pointe effilée et deux tranchants bien aiguisés. Elle causait des blessures très graves, effrayant l'adversaire, surtout quand elle était maniée par des soldats bien entraînés. Elle participait à la « guerre psychologique ». Elle était portée au côté gauche, dans un fourreau décoré avec des pièces d'argent et attaché au ceinturon.

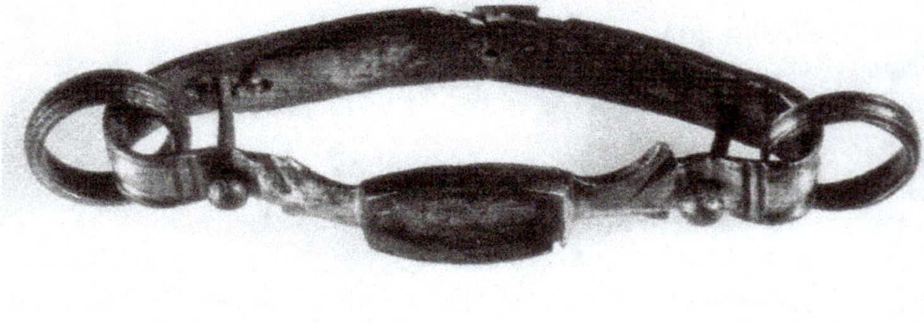

Agrafe de suspension de fourreau en argent avec emplacement d'une pierre décorative (largeur : 8 cm)
(Museum und Park Kalkriese, © C. Grovermann (Schwertscheidenklammer)).

Elle permettait d'attacher au ceinturon le fourreau dont elle constituait la partie supérieure. Les Romains aimaient beaucoup les bijoux. La pierre de cette agrafe ornementale a disparu, par accident ou par pillage. D'ailleurs, les Germains aimaient aussi la beauté de leurs armements. Cette agrafe a appartenu à un officier ou à un soldat.

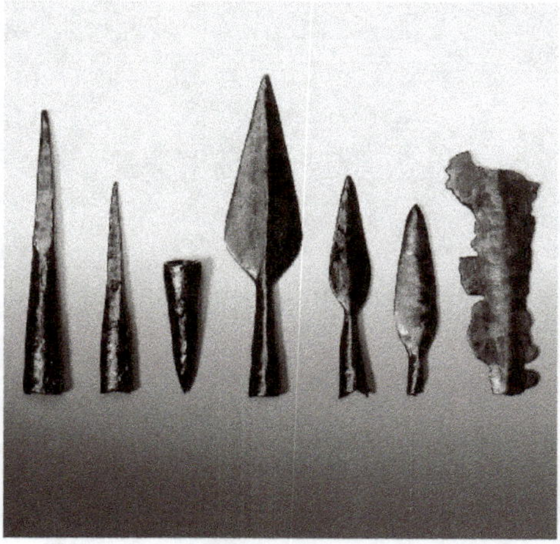

Des pointes de lances
(Museum und Park Kalkriese, © C. Grovermann (Zwei Geschoßbolzen, ein Lanzenschuh, drei Lanzenspitzen und fragmentierte Klinge eines Dolches)).

Ces pointes de lance sont différentes de celles des pila. Elles sont courtes et supportées par des manches en bois assez longs. Ces armes étaient utilisées par des auxiliaires, d'autres étaient projetées par des balistes. Les Germains utilisaient également des lances de ce type. Ces pointes lancéolées pouvaient être retirées de la plaie sans difficulté. Cela atténuait la douleur et permettait au blessé de reprendre le combat. Un autre type de pointes, à barbules cette fois, était très mutilant. Elles devaient être extraites par une opération chirurgicale sans anesthésie.

Réactions romaines : études archéologiques et analyses

En l'an 9 de notre ère, la bataille de Teutoburg met un coup d'arrêt brutal à la politique d'expansion de l'Empire en Germanie. La perte de trois légions et de leurs troupes auxiliaires est un désastre pour Rome.
Arminius, le Chérusque, se proclame roi des Germains et cherche à unifier les tribus voisines. À Rome, la pensée dominante est la vengeance. Auguste est abattu et ressent de la peur. Ces renseignements nous viennent de l'historien Tacite. Les trois légions anéanties représentent plus du dixième de l'armée romaine qui en comptait alors vingt-cinq. Auguste en fait des cauchemars. Il cesse de se raser et crie à qui veut l'entendre : *« Quinctili Vare, legiones redde »*, ce qui signifie : *« Quinctili Varus, rends-moi mes légions »*.
À la fin du IIe siècle avant notre ère, les Romains subissent l'invasion des Cimbres et des Teutons. Ils craignent un nouveau déferlement des sauvages sur la Gaule et l'Italie. Velleius Paterculus dit : *« Les ennemis menaçaient l'Italie d'une nouvelle guerre... »*

Après la défaite de Teutoburg, Auguste fait une dépression. Mais, les généraux restés en Germanie anticipent les mesures à prendre. L'armée romaine adopte une nouvelle stratégie.
Entre les années 10 et 14 de notre ère, Auguste fait renforcer la frontière du Rhin, pour se préserver des éventuels assaillants. Il renonce définitivement à conquérir la Germanie et ses successeurs en font de même.

Tibère est le beau-fils d'Auguste. C'est un excellent officier. Auguste l'a adopté pour être son successeur. Il envoie, sur la rive gauche du Rhin, cinq autres légions. Le total représente un tiers de l'armée romaine : cela montre l'ampleur de la panique des

autorités romaines. Un recrutement exceptionnel a permis de mettre en ligne de nouvelles troupes.
Les limes, c'est l'association des chemins, qui sont des défenses linéaires, des fortifications et de la voie fluviale.

Après le renforcement de la défense, c'est la contre-offensive. Rome ne peut pas rester sur cette défaite pour des raisons politiques. L'Empereur se doit d'avoir la victoire avec l'aide des dieux. En 11 et 12 de notre ère, Tibère, puis Germanicus, qui était prince de la famille impériale, organisent des raids pour aller dans l'Est. En 12 et 13 de notre ère, Germanicus s'installe sur la rive gauche du Rhin. Velleius écrit comment il *« porta la guerre chez un adversaire que son père et sa patrie auraient jugé suffisant de voir contenu ; il pénètre plus avant, ouvre des routes, ravage les champs, brûle les maisons, disperse ceux qui résistent et revient à ses quartiers d'hiver »*.
Dans leur esprit, ils ne sont pas là pour faire le bien ou le mal, juste pour tuer leurs ennemis.
Au même moment, le général Lucius Asprenas tient en main deux légions. Il réussit par la persuasion et la menace à faire obéir les Germains de la rive droite du Rhin. Une révolte des soldats stoppe la contre-offensive. À la mort d'Auguste, les légions de Pannonie et de Germanie se mettent en grève. Les raisons : des conditions de travail trop dures, des soldes trop basses et la retraite à un âge trop élevé.
En l'an 14 de notre ère, Tibère devient empereur. Il ordonne des représailles et confie au général Germanicus huit légions soutenues par mille navires.
Selon Tacite, à la suite des mutineries des légions du Rhin et au retour d'un raid de représailles contre les Marses, Germanicus et ses quatre légions sont attaqués dans la vallée de la Lippe par une armée de Bructères et d'Usipètes. Ceux-ci sont repoussés.
En 15 de notre ère, a lieu la bataille de Pontes Longi. Selon Tacite, au retour de la campagne contre les Bructères et les Chérusques en l'an 16 qui a vu la libération de Segeste, la capture de Thusnelda, l'épouse d'Arminius et la visite de Teutoburg, les quatre légions (i germanica, v alaude, xx valeria victrix et xxi papax) du général Caecina sont attaquées par les Chérusques

d'Arminius. Ils sont mis en fuite, mais infligent d'importantes pertes aux Romains.
Selon Tacite, ces Pontes Longi étaient des chaussées de madriers confectionnées pour traverser les marécages. Elles ont été construites par Ahenobarbus en l'an 2 avant notre ère au sein du pays des Chérusques.
Germanicus passe sur le site de la bataille de Teutoburg et récupère deux des trois aigles emblématiques chez les Bructères et les Mars. Les Romains, revenus sur les lieux du massacre, découvrent un spectacle effroyable. Tacite décrit la scène : *« Au milieu de la plaine, les ossements blanchis, épars ou amoncelés selon qu'on avait fui ou tenu ferme gisaient à côté d'armes, des membres de chevaux. À des troncs d'arbres, étaient clouées des têtes. Dans les bois voisins, s'élevaient des autels barbares et païens où avaient été immolés les tribuns et les centurions de premier rang »*. Jamais Rome n'avait connu un pareil carnage et une telle humiliation depuis la bataille de Cannes contre les Carthaginois d'Hannibal Barca en 216 avant notre ère.
En 16 de notre ère, Germanicus bat Arminius à Idistaviso, sur la Weser, et capture son épouse Thusnelda. Une seconde bataille a lieu au mur angrivarien à proximité d'une fortification et d'un fleuve séparant les Ampsivariens des Chérusques. Les Germains ont de lourdes pertes, mais le retour des Romains se fait par la voie fluviale et par la mer du Nord.
En 37 de notre ère, Lucius Pomponius bat les Chattes et délivre des légionnaires prisonniers depuis la bataille. En 41 de notre ère, le troisième aigle emblématique est récupéré par Publius Gabinius chez les Chauques.
Auguste proclame sur son testament : *« J'ai pacifié la Germanie ».*
Toutefois, la ville de Waldgirmes est détruite par l'armée romaine, l'exploitation du gisement de plomb est arrêtée. Le rêve d'une grande Germanie est abandonné.
Et Arminius ? Il fédère les peuples germains et constitue un royaume. Mais, il échoue à unifier de nouveau les tribus. Il meurt en 21 de notre ère, assassiné par un parent ou un proche de sa Cour, probablement par jalousie.
Sans aucun leader charismatique à leur tête, la Germanie retourne à ses divisions et à ses combats fratricides. Délaissant pour un long moment les attaques aux frontières de l'Empire.

L'archéologie nous renseigne beaucoup sur les mouvements de troupes et les affrontements menés par elles.
Les soldats aiment les décorations et les médailles. Ils en recevaient dans l'armée s'ils avaient été courageux au combat et lorsqu'ils n'avaient pas démérité. Ils portaient des plaques proches appelées phalères. Celles qui ont été retrouvées sont très incomplètes, car l'érosion a fait son œuvre.
D'autres pièces ont été retrouvées : elles appartenaient à la trousse d'un chirurgien. La chirurgie était alors limitée : réduction de fractures, ablation de flèches et de fragments osseux.

1- Les camps sous Auguste et Tibère
Bien sûr, la découverte de camps de l'époque d'Auguste a aidé à mieux connaître cette époque (- deux siècles avant notre ère et + trois siècles après). C'est Sigmar von Schurbein et Michel Reddé qui ont fait une liste des enceintes datant d'Auguste (31-27 avant notre ère) et de Tibère (14-37 de notre ère), délimitant la future Germanie. Il existe trois groupes de camps : les grands cantonnements de légionnaires, les enceintes et d'autres campements plus subalternes. Des camps datant de l'époque d'Auguste ont été découverts : ils ont été construits par Drusus et par Tibère.

a) Les grands camps de légionnaires de la vallée du Rhin. On les trouve à Nimègue aux Pays-Bas, Xanten, Neuss, Bonn, et Mayence en Allemagne, et Windisch en Suisse. Ils ont la même forme et la même structure. Ils sont entourés de fossés, d'enceintes et de poteaux. Ils comportent des tentes pour loger les soldats et des bâtiments pour les préfets et les chefs.
b) Les camps subalternes sont Andernach, Arlaines, Arnhem, Asberg, Augst, Aulnay-de-Saintonge, Bâle, Bingen, Coblence, Cologne, Dangstetten, Fridberg, Höchst, Kalkar, Oedenburg, Speyer, Strasbourg, Urmitz, Vechten, Velsen, Worms et Zurzach.
c) Les camps romains anciens à l'intérieur de la Germanie sont les plus instructifs : Haltern et Oberaden. Et plus récemment, les camps d'Anreppen, Hedemünden, Holsterhausen, Markbreit et Rödgen.

L'importance des fleuves est essentielle pour l'alimentation des soldats, pour la construction en dur et pour l'alimentation des animaux. Beaucoup de ces fleuves sont navigables, permettant l'alimentation et la fourniture des armées.

. Haltern : depuis un siècle, des vestiges et des enceintes ont été dégagés. Les camps étaient situés au nord de la Lippe, un fleuve navigable. Haltern a été occupé à l'époque de Drusus et abandonné en l'an 9 de notre ère.
Les dimensions de ce camp faisaient 7 ha. Il avait la forme d'un triangle. C'est le lieu a priori le plus ancien de la présence romaine en Germanie.
Le camp de marche appelé Feldlager faisait 7 ha et les soldats vivaient sous la tente. L'enceinte elle-même était protégée par un fossé en V profond de 1,2 m et large de 2,5 m. L'enceinte était faite d'une levée de terre, supportant une palissade de rondins. À cet endroit, il existait aussi des dépotoirs et des fours à pain.

. Hauptlager était un camp en bois et en terre, et lui a succédé. Il avait la forme d'un rectangle irrégulier. Il mesurait 16,7 ha au départ et a été agrandi à 18 ha. C'était la dimension d'un camp de légion pendant le haut Empire. Il était protégé par deux fossés en V de 6 m de large et un rempart de 3 m de haut. Les rues étaient à angle droit et il existait une grande cour à colonnade. Le commandant de l'unité avait une grande villa, identique à celle des autres officiers supérieurs et du préfet du camp. Les soldats vivaient dans des casernements. Ils étaient composés de chambres individuelles. Dans ce camp, il existait un hôpital, un atelier et plusieurs entrepôts. Il semble avoir existé des ruines qui ont été interprétées comme un port rudimentaire.

. Le camp d'Oberaden est situé à 3 km au sud de la Lippe, sur le site de l'actuelle Recklinghausen. Ce camp a été découvert en 1905. Il date de l'époque de Drusus. La période d'occupation est limitée aux années 11 à 9 avant notre ère. C'était un camp polygonal, fait en terre et en bois, qui pouvait loger trois légions avec vraisemblablement un port sur la Lippe. Il couvrait 56 ha et mesurait 840 m sur 680 m. Un fossé de 5 m de large et un mur de terre et de bois (3 m de haut) le protégeaient. Il présentait une

vaste cour à colonnades et des habitations pour le commandant, des maisons pour les officiers et des casernements pour les soldats. Initialement, on a évoqué que les soldats étaient logés sous la tente, mais on a retrouvé des restes de poteaux de bois nombreux, donc peut-être qu'ils avaient un habitat plus solide. Les objets militaires nombreux ont été transportés au *Westfälischen Römermuseum* près d'Haltern. Les archéologues ont retrouvé des javelots, des épées, des pointes de flèches, des balles en plomb pour les frondes, des monnaies.
Un port de 2,5 ha installé à Recklinghausen, à 2,5 km à l'ouest, sur la Lippe, assurait le ravitaillement de cet énorme camp et les produits étaient transportés par le fleuve.

. Holsterhausen : ce camp de marche a été érigé sur la Lippe pour deux légions à 30 km à l'est de Xanten. Il mesurait 900 m sur 650 m.
Il semble contemporain de Haltern. Il a été construit par Drusus et abandonné en l'an 9 de notre ère. Il a servi de 11 à 7 avant notre ère. Il n'a pas pu être fouillé correctement, car une ville moderne a été bâtie sur son emplacement. Des monnaies, des restes de tente, de four et de puits ont été retrouvés.

. Anreppen a été découvert en 1967, au sud de Delbrück. Ce camp se trouve sur la rive sud de la Lippe et ce fleuve en a emporté une partie. Il a couvert une superficie de 23 ha, davantage qu'Haltern, et probablement qu'il accueillait plus que les effectifs d'une légion. Il a la forme d'un bouclier de légionnaire, donc un rectangle aux angles arrondis, presque un ovale et les rues se recoupent à angle droit. On y a identifié la maison du commandant de l'unité, deux demeures d'officiers supérieurs et quelques baraquements réservés aux centurions. Il existait des greniers, un atelier et des thermes.

. Rödgen est situé à 60 km au nord-est de Mayence, à Bad Hauheim. Ce camp dominait la vallée de la Weser, affluent de la Nidda. Sa superficie est modeste de 3,3 ha, en forme de poire. Le camp était protégé par deux fossés en V (de 5 m de large) et par un mur de terre et bois (de 3 m de hauteur). Une seule porte a été identifiée. D'ailleurs, les archéologues fondent leur analyse sur l'étude des trous de poteaux, car le bois a disparu par l'érosion. Ces trous ont permis d'identifier les bâtiments principaux ainsi que trois magasins et des casernements. La découverte des monnaies semble indiquer que ce camp n'a été utilisé qu'avant notre, ère en l'an 9 et 10. Des magasins immenses font penser que la fonction principale de ce camp était la logistique des armées qui étaient en opération.

. Hedemünden. Ce camp est situé sur la Weser, dans la partie méridionale de la Basse-Saxe, au-delà de Rödegen, à 250 km au nord-est de Mayence. C'est le point le plus septentrional atteint par les Romains en Germanie. Des traces archéologiques ont été mises en évidence avec l'expédition de Drusus contre les Chérusques. Il existe plusieurs camps. Le plus ancien de forme ovale était protégé par un mur et un fossé. Le camp mesurait 3,2 ha. La longueur du camp était de 320 mètres avec une largeur de 150 m. C'est plus de 2 000 objets métalliques qui y ont été retrouvés : des haches, des marteaux, des pointes de lances, des morceaux de catapultes, des éléments de tentes et des monnaies.

. Marktbreit se trouve à 140 km à l'est de Mayence, sur la montagne du Steigerwald, et le camp est situé au Kapellenberg. Comme d'autres sites, ce sont les photos aériennes, très utiles, qui ont guidé efficacement quelques sondages. On a ainsi pu identifier un fossé et un rempart en bois et en terre sur 6,6 m de large et le rempart seul sur 3 m de large en moyenne. Des tours existaient, elles étaient percées de portes, encastrées dans les tours. La forme du camp est originale, polygonale, liée au terrain. Il couvre 37 ha, c'est-à-dire 500 m sur 750 m. Ce camp permettait d'abriter deux légions. Les édifices principaux, les casernements et les magasins ont été localisés, avec peut-être de nombreuses tentes dans ce camp.
La localisation et la structure de nombreux camps n'ont été accessibles que grâce aux photographies aériennes. D'autre part, la constitution des camps est souvent imaginée par les archéologues. Pour la médecine, il existait de même, dans les grands camps, une infirmerie ou un hôpital. Le détail précis en demeure inconnu.

2- Les artefacts des armées.

Ce terme « artefact » est une traduction de l'anglais. En français, cela correspond aux restes des objets fabriqués pour les armées.

a- Les morts de Teutoburg

À Teutoburg, Arminius a ordonné à ses soldats de laisser les Romains tués sur le sol, sans sépulture. Cependant, les hommes de cette époque concevaient la mort de façon très différente des cultures juives ou chrétiennes. Les défunts découvraient un monde douloureux pour tous, bons ou méchants, et chacun survivait dans sa tombe avec des souffrances très dures à supporter. Pour atténuer le malheur du mort, il fallait célébrer des rites en son honneur et lui offrir une sépulture décente après l'avoir incinéré. Il fallait célébrer des sacrifices sur sa tombe. Arminius, en laissant les corps pourrir sur le sol, infligeait un châtiment supplémentaire aux soldats qui avaient autrefois tué et pillé les siens. Il voulait montrer à leurs camarades romains rescapés qu'ils étaient incapables de rendre un dernier devoir à ceux qui en avaient besoin. Aucune pathologie n'a été décrite sur les squelettes.

b- Les vêtements.

Les vêtements n'étaient pas maintenus par des boutons et il n'y avait pas de couture de boutons. Ce sont les fibules qui tenaient les vêtements.

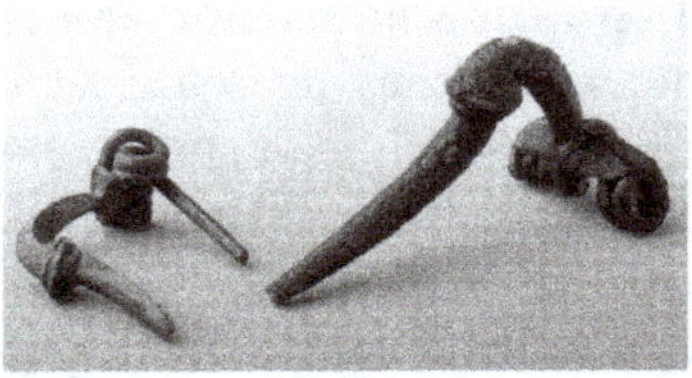

Les fibules (Varusschlacht im Osnabrücker Land GmbHMusum und Park Kalkriese, © C. Grovermann).

Les vêtements de l'époque romaine ne comportaient pas de bouton ni de poche. Les peuples voisins, notamment les Gaulois, utilisaient le même type d'objet. Ils étaient souvent fixés sur l'épaule par une simple « épingle à nourrice » appelée fibule. Les objets présentés ici sont en bronze et ont une longueur maximum de 5,5 cm. Des chercheurs se sont fait une spécialité de leur étude, ils ont pu montrer une évolution des formes et ils savent les dater avec précision. La fibulologie rend de grands services aux archéologues.

Les fibules étaient des sortes de pinces qui maintenaient les vêtements sur l'épaule. Celles découvertes peuvent avoir appartenu à des militaires, mais aussi à des femmes ou à des commerçants. Il existe une vingtaine de types de fibules. Les ceinturons et les chaussures existaient aussi : elles étaient en cuir et souvent cloutées.

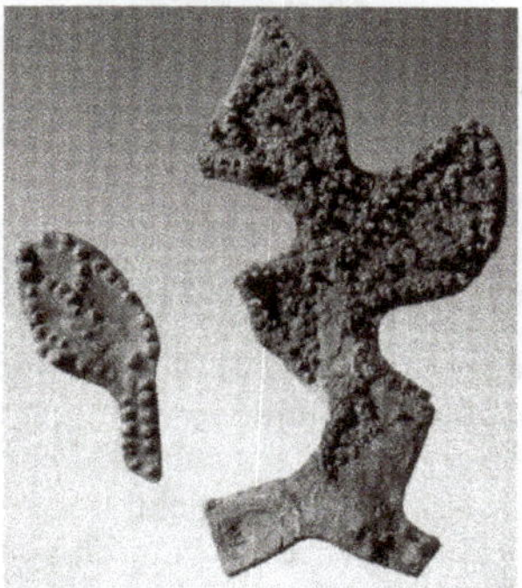

Chaussures (Varussclacht im OsnabrückerLand
GmbH Museum und Park Kalkriese, © C. Grovermann).

Les militaires, qui marchaient beaucoup, non seulement pour la bataille, et aussi pour l'entraînement, accordaient une grande importance à leurs chaussures. Suivant les circonstances, ils pouvaient porter de simples sandales, ce qui a été le cas lors de la bataille de Kalkriese où trois de ces chaussures ont été retrouvées, ou bien des godillots appelés caligate (L'empereur Caligula a reçu son surnom « petit Godillot » des soldats de son père. Les militaires avaient obtenu le versement de deux primes spéciales « pour les clous » (de leurs chaussures)). Des fouilles récentes ont mis en évidence des traces de chaussures féminines dans les camps. Les historiens se questionnent sur la présence éventuelle de femmes dans ces camps.

c- Les armes et les outils

Les armes défensives et offensives ont passionné les archéologues. Les casques de protection sont des calottes avec des supports de panache. Quant aux cuirasses, il ne persiste que des morceaux de cottes de mailles, des boucles.

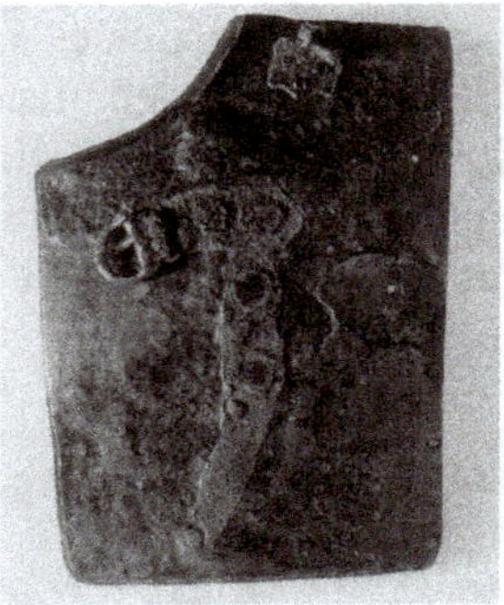

Un fragment de cuirasse (Varusschlacht im Osna brücker Land GmbH Museum und Park Kalkriese, © C. Grovermann).

C'est un fragment de cotte de mailles avec la boucle qui permettait de fixer l'épaulière sur la veste (hauteur : 18,8 cm). Il y a un mélange de fer, de bronze et de cuir. La cotte de mailles était un long tricot qui tombait juste au-dessus des genoux et qui était renforcé à hauteur des épaules. Il présentait une particularité : le fil de fer y remplaçait la laine. Il fallait porter un vêtement sous ce métal, sinon la peau était arrachée au bout de peu de temps. Des études récentes ont montré qu'elle n'empêchait pas la pénétration des pointes (glaives, flèches, javelots). Toutefois, elle limitait les blessures : la cotte de mailles évitait une lésion grave et le coup ne laissait qu'une blessure légère. Elle se révélait plus efficace contre les tranchants des épées, le soldat s'en sortait avec un hématome.

Il existe aussi des pointes de javelots ou de lances. En fait, il existait des restes de différents engins et des chevilles reliant le métal à sa partie en bois. Elles mesuraient 6 à 20 cm. Des harnais de chevaux concernant des chariots et des chevaux ont été retrouvés. De même, des squelettes de mulets bien conservés. Il est vrai que les marais et la vase conservent remarquablement les ossements.

Les archéologues ont également retrouvé des outils pour les travaux du génie et la construction de camps. Ils étaient fabriqués en fer, et non en acier, et sont donc érodés avec le temps. Les autres métaux étaient peu utilisés : le plomb, le cuivre. Ce dernier métal servait surtout pour la décoration, car il ressemble à de l'or. Les pièces de monnaie prédominent dans l'intérêt des chercheurs. À Rome, le Sénat a fondé la monnaie de cuivre lors de la guerre contre Pyrrhus, puis le denier d'argent lors de la bataille contre Hannibal en 218 avant notre ère. Sous le Principat, le budget de l'État romain était à 90 % consacré à l'armée. Les

soldats recevaient un salaire régulier, mais modeste. Sous Auguste, un légionnaire touchait 900 sesterces, ce qui était peu. Sous Domitien, les salaires ont été augmentés d'un tiers. Les légions se sont révoltées en effet en 14 de notre ère pour protester contre la faiblesse de leurs revenus. Ces affirmations reposent encore sur des hypothèses. Louis-Pol Delestrée a étudié récemment les monnaies trouvées dans des camps auxiliaires et a pensé que ces soldats étaient payés avec des monnaies locales, en l'occurrence gauloises, alors que les légionnaires avaient droit à de l'argent romain, à des deniers.
Le cas de Kalkriese est inscrit dans cette problématique, mais il est très riche d'enseignements, car l'identification repose majoritairement sur la numismatique. Le maître d'œuvre est un savant allemand Frank Berger. Il a consacré beaucoup de temps à l'étude des monnaies sur ce site.

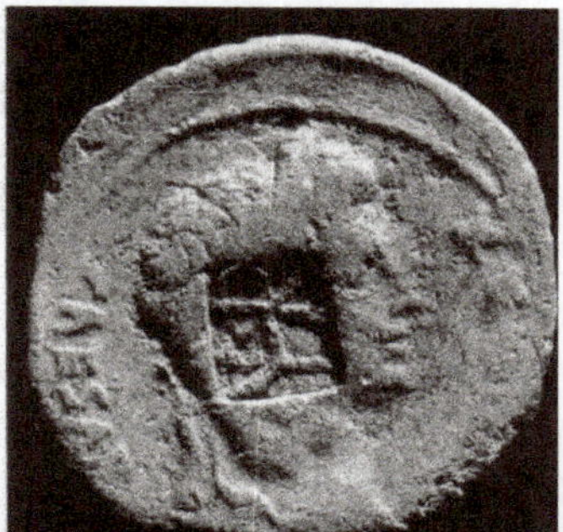

Monnaies (Varusclacht im OsnaBrücker Land
GmbH Museum und Park Kalkriese. © C. Grovermann).

As d'Auguste : les monnaies divisionnaires utilisées dans l'Empire à l'époque d'Auguste étaient frappées en orichalque, un alliage de cuivre et de zinc ou en cuivre jaune ou en laiton. Elles allaient du sesterce à l'as, au dupondius, au semis et au quadrant. Le scrupule était la plus petite unité de poids. Auguste a fixé des équivalences : un aureus valait 25 deniers ou cent sesterces ou encore quatre cents asses. Cette pièce de cuivre a été gravée entre 7 et 3 avant notre ère à Lyon. Elle a reçu une contremarque du nom de Varus qui prouve qu'elle a été utilisée par ce personnage pour le paiement de ces soldats quinze ans plus tard.

Initialement, les archéologues pensaient que la monnaie existait uniquement pour le commerce. En réalité, actuellement, ils accordent un grand intérêt aux faits militaires. Cependant, toute somme d'argent n'est pas nécessairement liée à un camp et à des soldats. En particulier, Bourbonne-les-Bains en Haute-Marne n'a pas eu une garnison importante. L'argent retrouvé est lié à la générosité des fidèles satisfaits d'avoir été guéris par les dieux, dont Borvo et Damona, et aussi par les eaux thermales.

C'est le chercheur allemand Frank Berger qui a été un pionnier pour l'étude des monnaies sur ce site. Il a donné ses conclusions sur le site de Kalkriese et les premières découvertes de monnaie romaine découvertes en 1716. Theodor Mommsen a évoqué, en 1885, la possibilité d'identifier Teutoburg grâce aux monnaies. Depuis, ces affirmations ont été oubliées. Ce n'est qu'en 1987 que les fouilles de Kalkriese ont véritablement débuté. Un aviateur britannique, le major J. A. S. Clunn, a été envoyé en Allemagne avec les forces d'occupation en 1945. Dans cette région, il a acheté des pièces à des personnes ruinées qui avaient besoin d'argent pour vivre. Ils vendaient tout : c'est le trésor de Lutterkrug. Les fouilles entreprises ont alors trouvé d'autres monnaies : des monnaies celtiques et romaines, en or, en argent et en bronze. La même année, Frank Berger constate que le site de Kalkriese a livré 19 pièces d'or, 6 dépôts d'argent, 147 pièces isolées et plus de 500 pièces de bronze.

Les pièces celtiques ont pu appartenir à des Germains ou à des soldats romains, des auxiliaires, payés avec cet argent peu recherché. Mais, les hommes ont voulu des monnaies réelles, du métal avec une valeur réelle. Ces pièces ont peut-être appartenu à des légionnaires. Les monnaies romaines portaient une marque et avaient reçu un cachet regroupant les lettres VAR, les trois premières lettres du nom de Varus. Fabriquées à l'atelier de Lyon, ce général y a fait noter une indication pour se faire bien considérer par les soldats.

Frank Berger a donc apporté plusieurs conclusions. Selon lui, la date la plus plausible pour la bataille est l'année 7 de notre ère, car Varus n'a plus son commandement cette année-là. Les monnaies romaines d'or, d'argent et de bronze trouvées à Teutoburg et dans le camp d'Haltern ont la même période de monnaie d'or. Haltern a été abandonné en 9 de notre ère après la bataille de Teutoburg. Sur ces sites, on ne trouve aucun exemplaire de monnaies de bronze frappées en 10, ni des monnaies d'argent ou d'or frappées après cette date. Aussi, les monnaies trouvées à Teutoburg confirment le lieu de cette bataille.

Références bibliographiques :
- Berger F., *Kalkriese. Die römischen Fundmünzen*, Mayence, 1996, 169 p.
- Le Bohec Y., *La bataille du Teutoburg (9 apr. J.-C.)*, Lemme Illustoria (éd.), 2013.
- Munier G., Kanape P. A., *Les Germains. De la conquête romaine aux grandes invasions*, Errance (éd.), 2013, 96 p.
- Nutton V., *La médecine antique*, Les Belles Lettres (éd.), 2016.
- Timpe D., *Arminius-Studien*, Heidelberg, 1970, 146 p.

La médecine de l'Antiquité

1- Le Musée d'Antibes

Le Musée d'Histoire et d'Archéologie d'Antibes organise une exposition chaque année. Celle de 1986 traitait de la médecine et de la préhistoire au Moyen Âge. Les textes antiques et médiévaux nous renseignent sur la médecine de ces époques. Ils traitent de l'acte médical plus que des moyens pour obtenir la guérison. Et leur matériel archéologique est impressionnant. Instruments chirurgicaux, ex-voto et ossements humains montrent des traces d'interventions chirurgicales. Dans ce musée, deux cents objets adressés par trente musées français, par des collections privées et par des laboratoires d'anthropologie ont été exposés. En particulier, ce sont des spatules et des scalpels en bronze gallo-romain, des fibules qu'on appliquait sur un vaisseau pour arrêter la circulation ou rapprocher les lèvres d'une plaie, des cachets d'oculiste, une calotte crânienne trépanée de l'âge de bronze ancien, cicatrisée, des ex-voto gallo-romains, romains ou étrusques montrant diverses parties du corps humain, des statuettes d'Esculape et des stèles de médecins.

2- Les découvertes récentes

Il existe trois aspects de la médecine antique : médecine magique, médecine sacerdotale et médecine scientifique. Parmi les nécessités, il convient d'établir un vocabulaire commun avec une typologie pour les instruments chirurgicaux.
La partie graphique du musée d'Antibes a été complétée par la connaissance des épidémies, les traitements, le thermalisme. Les nouveaux objets présentés illustrent les trois grands thèmes : la paléopathologie, l'histoire de la médecine après l'Antiquité et l'utilisation des plantes médicinales.
Les découvertes en paléopathologie concernent des cas d'arthrose, de gonarthrose, de coxarthrose, de polyarthrite inflammatoire observés sur des ossements mérovingiens de la nécropole d'Epône dans les Yvelines, des cas de pelvispondylite rhumatismale et un

cas de métastase osseuse d'un cancer viscéral sur des os longs des jambes provenant du cimetière de Pontoise.
L'histoire de la médecine après l'Antiquité traite aussi de la transmission du savoir médical. Un panorama relatif à la médecine arabe accompagne quelques objets prêtés au musée par l'Institut du Monde arabe situé à Paris et par la section copte du Musée du Louvre.

3- L'utilisation des plantes médicinales

Celles-ci sont abordées par un grand tableau réalisé par madame Vidal, maître- assistant du professeur Delaveau du laboratoire de matière médicale de l'Université René Descartes à Paris. Il indique les diverses espèces de plantes, les parties utilisées, leurs usages traditionnels et actuels, et leur principe actif. De plus, des plantes médicinales séchées parfument la salle avec le concours de l'Institut des Plantes médicinales de Milly-la-Forêt et de l'écomusée de Saint-Quentin-en-Yvelines, de deux jardins de plantes médicinales, dont une reproduction de celui de l'abbaye de Saint-Gall en Suisse connu par un plan du IXe siècle et un poème de Walafreid Strabon de la même époque. La bibliothèque du Museum a prêté cinq ouvrages des XVe et XVIe siècles dont *De virtutibis herbarum* provenant de l'église Saint-Albert-le-Grand de Paris.

4- Le médecin dans l'Antiquité

Les auteurs antiques citent souvent deux vers de l'Iliade : *« Le médecin est un homme qui en vaut à lui seul beaucoup d'autres, lorsqu'il s'agit d'extraire des flèches ou de répandre sur les plaies des remèdes apaisants ».*
Toutefois, les chefs de guerre grecs ont recours aux prêtres et aux sacrifices pour conjurer l'épidémie de « peste » ravageant leur armée devant Troie. Bien sûr, on fait confiance à l'habileté des chirurgiens pour soigner les blessures, mais on préfère se fier à la théologie pour la thérapeutique des maladies internes.

Références bibliographiques :
- Étienne R., Fabre P., Lévêque M., « Fouilles de Conimbriga II. Épigraphie et sculpture », in *Revue belge de philologie et d'histoire*, Paris, 1979, pp. 207-221.
- Nutton V., *La médecine antique*, Les Belles Lettres (éd.), 2016.

Les médecins de Germanie

1- Les découvertes archéologiques.

Les Germains n'écrivent pas et la seule source d'information médicale sur cette époque repose sur les inscriptions des pierres tombales des médecins.

Vingt inscriptions de médecins ont été découvertes dans les Germanies. Un texte de l'époque chrétienne provient d'un bourg rural. Les autres proviennent soit de milieux urbains, soit des limes[4] de l'Empire romain. Tous sont rédigés en latin. Ils concernent 19 hommes et une femme. Les plus anciens datent du Ier siècle et les plus récents du IVe ou du Ve siècle de notre ère. Tous ces médecins ont été généralistes, privés ou médecins militaires. Rémy Bernard a recensé 18 inscriptions : 14 en Germanie supérieure, 4 en Germanie inférieure. Il y a donc eu peu de nouvelles découvertes depuis le XXe siècle. Deux autres ont été découvertes plus tard en Germanie supérieure, ce qui porte à 20, le nombre d'inscriptions. Ces médecins ont une dénomination classique. La majorité, soit 15 sur 20, porte les *duos* ou les *tria nomina*[5].

2- La répartition chronologique

Les épigraphistes[6] ont comme priorité la datation des inscriptions, car un texte non daté perd sa valeur historique. Parmi les 20 inscriptions, 4 sont datées avec précision : lettres et orthographes de Valkenburg en l'an 40 de notre ère, deux des années 161 et 198 grâce au surnom impérial *numerus Diuitiensium*[7]. Pour deux autres, nous avons une fourchette qui se situe entre 45-70 avant notre ère. C'est la date de leur séjour dans les camps Vindonissa et dans celui de Mayence, où ont servi ces médecins.

---

4 Limites territoriales romaines protégées par des fortifications.

5 *Deux ou trois noms.*

6 Épigraphie = étude scientifique des inscriptions.

7 *Nombre des Diuitensium.*

Pour deux autres, également de Vindonissa, les datations sont comprises entre 30 et 100.
Pour les dix autres, la datation est délicate, mais les archéologues se fondent sur les supports (la pierre, la typologie, le décor, la ponctuation et la paléographie). Il est prudent de considérer comme une hypothèse de travail le principe d'une unité du système graphique dans l'Empire romain. De fait, il n'est d'épigraphie que locale. Les inscriptions pourraient dater du Ier siècle, une autre du IIe siècle, deux autres de la première moitié du IIe, deux de la deuxième moitié du même siècle, deux de la fin du IIe siècle et de la première moitié du IIIe siècle de notre ère. L'inscription la plus récente est de l'époque chrétienne à la fin du IVe siècle de notre ère. Elle est assez proche de l'Hispanie et des Gaules.

3- Sur le plan géographique

Sur les 20 monuments, quatorze inscriptions de médecins sont en Germanie supérieure et quatre en Germanie inférieure, comme nous l'avons déjà vu. Tous les documents proviennent du Haut-Empire. Toutes les inscriptions ont été faites en milieu urbain ou dans des villes modestes, mais aucune n'a été retrouvée dans des bourgades ou à la campagne. Plusieurs grosses garnisons militaires, dont Bonna, sont absentes de ces inscriptions. La seule inscription de l'époque chrétienne a été retrouvée à Gondorff qui est un gros bourg de campagne. Une autre existe en Basse-Saxe.

4- L'identité des médecins

Les archéologues ont donc identifié vingt médecins. La seule femme médecin a un nom germanique ou celtique : Sarmanna. Sur les dix-neuf hommes, quatre ont un nom unique latin : Priscus, Gaius, Albanus, celtique pour Divos. Trois n'indiquent pas leur prénom et portent les *duo nomina* (*gentilice* + *cognomen*)[8]. Iulianus associe un gentilice et un surnom latin, les deux autres ont un gentilice latin et un surnom grec. Onze ont adopté les *tria nomina* classiques des citoyens ou des affranchis de citoyens romains. De nombreux médecins sont d'ascendance servile (propres aux esclaves et aux serfs).

---

[8] *Deux noms (nom de famille + surnom).*

Comme en Gaule, ces médecins ont une dénomination classique. La majorité (15 sur 20) porte les titres *duo* ou les *tria nomina*. À cette liste, il faut ajouter Priscus, Gaius et Albanus, car il semble qu'on les ait désignés par leur seul nom usuel. Un seul gentilice est probablement celtique et les autres sont latins. Neuf médecins ont un nom grec indiquant une extraction servile, tous les autres sont latins. Ils sont associés à un seul surnom celtique, à cinq surnoms latins et à neuf *cognomina*[9] grecs. Ces chiffres sont proches de celui de la Gaule, mais inférieurs à ceux de la péninsule ibérique. Cela semble montrer une meilleure intégration des populations indigènes de Germanie dans le monde médical de leurs provinces. Cela est confirmé par le nom celtique ou germanique de quatre médecins, dont l'unique femme. La faiblesse des chiffres doit cependant rendre prudent.

5- Les catégories sociales

Il existe vingt médecins attestés en Germanie. Deux affranchis ont indiqué leurs statuts juridiques. Il semblerait que six praticiens ont été d'extraction servile. Tous les six portent les *tria nomina*. Ils pourraient être citoyens romains, même s'ils n'ont pas indiqué leur filiation et leur tribu. Sur les 10 médecins attachés au service de l'armée romaine, cinq ont servi dans une légion ou un détachement de légion. Le statut de ces médecins militaires n'est pas très clair. L'un de ces médecins dont l'épitaphe a été érigée par son patron est devenu médecin de la XXIe légion. Il a probablement reçu la citoyenneté romaine complète lors de son engagement. Trois des médecins ont habité la colonie romaine d'Augst, cinq médecins sont désignés par un seul surnom latin et ont pu avoir servi dans une unité auxiliaire. Comme en Gaule et en Hispanie, de nombreux médecins sont d'ascendance servile, nous l'avons déjà souligné. En raison de la grande importance des médecins militaires, le nombre des citoyens romains est plus élevé dans les deux Germanies que dans les autres régions. Nous avons peu de renseignements sur les revenus de ces médecins. La plupart sont connus soit par les inscriptions sur des monuments, souvent de très bonne facture, qu'ils ont payés de leur argent aux divinités secourables, soit par

---

9 *Les surnoms.*

leurs monuments funéraires. L'un d'eux, Peregrinius Heliodorus, a été inhumé dans un sarcophage.

6- L'exercice de la profession

Il a été noté une seule femme médecin, Sarmanna, qui travaillait à Gondorff à l'époque chrétienne. Son titre est *medica*[10]. Et l'on peut considérer que les femmes médecins étaient bien sûr des accoucheuses, mais elles étaient aussi des « généralistes » qui soignaient dans leur cabinet les femmes et les enfants. D'ailleurs, en Gaule, trois femmes médecins sont attestées et deux autres le sont en Hispanie. Aucun des médecins recensés en Germanie n'a indiqué une spécialité (ophtalmologie, ORL, orthopédie ou chirurgie). En fait, tous ces médecins étaient généralistes. Neuf médecins étaient des médecins militaires, ils portent le titre de *medicus*. Ces titres étaient écrits en toutes lettres. La mère de Peregrinius Heliodorus a vanté sur son épitaphe les talents médicaux de son fils *« consummatae peritiae medicus*[11] *»*. Les sept autres médecins sont des médecins militaires. Ils ajoutent à leur titre de médecin le nom de l'unité où ils ont exercé leur profession. Les documents qu'a réunis B. Rémy permettent de distinguer deux types de médecine dans les provinces romaines de Germanie : une médecine civile privée et une médecine militaire. Nos connaissances actuelles permettent de dire qu'il n'y a pas eu ni dans les Germanies, ni en Gaule de médecine « professionnelle » privée, alors qu'à Cordoue il a existé un médecin salarié, esclave, puis affranchi d'une société de mineurs, *« les socii aerarii*[12] *»*. Nous ne possédons pas de preuve de l'existence d'une médecine publique, une institution très fréquente dans le monde grec, à l'époque hellénistique et sous l'Empire. En Hispanie, P. Frontinius Sciscola, *medicus colonorum coloniae*[13], était appointé officiellement par la colonie et exerçait son art au profit de tous les colons de Cordoue, et peut-être aussi de tous les habitants de la ville.

---

10 *Les choses médicales.*

11 *Propre à guérir, qui soigne, guérit (medicus = médecin).*

12 *Accompli.*

13 *Des cultivateurs de la terre, de la colonie, des colons.*

En se fondant sur le seul titre, en Germanie, on pourrait croire que dix, peut-être douze médecins, étaient des civils exerçant à titre privé. Mais, en fait, il est quasiment assuré que Piscus, Gaius et Albanus étaient des médecins militaires, car les documents les concernant ont été découverts lors de fouilles archéologiques effectuées dans le camp légionnaire (et peut-être auxiliaire) de Vindonissa et le fort d'auxiliaires de Valkenburg. Les autres n'ont apparemment aucun lien avec l'armée. Aucun ne s'honore d'adhérer à une doctrine médicale constituée, alors qu'en Gaule, M. Apronius Eutropus se dit *medicus Asclepianus*, attaché aux théories d'Asclépiade de Pruse. Les hommes libres, même ceux d'extraction servile plus ou moins lointaine, travaillent pour leur propre compte. Formés et installés par ou grâce à leurs patrons, les deux affranchis leur reversent probablement une part de leurs bénéfices. Sur les dix médecins attachés au service de l'armée romaine, cinq servent dans une légion ou un détachement de légion, quatre dans des cohortes auxiliaires de cavaliers ou de fantassins. T. Flavius Processus exerçait dans un *numerus*[14] d'éclaireurs. En dépit de nombreuses recherches, le statut de ces médecins militaires n'est pas clair. À en croire notre documentation, M. Sabinianus Quietus aurait été un simple soldat (*miles medicus*[15]). T. Flavius Processus a eu le titre de *medicus ordinarius*[16] et semble avoir été le supérieur hiérarchique des *capsarii*[17] qui avaient rang d'*immunes.* Il était donc au moins *principalis*[18], peut-être même centurion. On ignore tout du rang des huit autres.

Tous ces médecins, civils ou militaires, n'ont, semble-t-il, laissé aucun souvenir dans l'histoire de la médecine. Ils n'apparaissent pas dans les textes des écrivains médicaux. Pour deux médecins, sur les épitaphes, figure l'âge du défunt. Sarmanna est morte à environ soixante-dix ans. C'est un âge avancé pour l'époque. Rubrius Leonta est mort à trente ans. Peregrinius Heliodorus est

---

[14] *Nombre.*

[15] *Mille médecins, médecins de l'armée (des soldats) ou des officiers fonctionnaires du palais.*

[16] *Médecin officier de la Légion.*

[17] *Esclave qui porte la boîte de livre des enfants qui vont à l'école.*

[18] *Le chef principal.*

qualifié par sa mère de *iuenis*[19]. Elle ne précise pas son âge, il a dû décéder encore plus jeune. Sa science n'a pas su le préserver d'une mort prématurée bien qu'il ait été *medicus consummatae peritiae*[20].
Quels sont les revenus de ces médecins ? Nous avons peu de renseignements. Nous remarquons seulement que la majorité est connue, soit par les monuments de très bonne facture qu'ils ont dédiés avec leur argent aux divinités secourables, soit par leurs monuments funéraires. Ceux-ci ne sont pas toujours identifiés.

7- Les cultes et croyances

Notre documentation est pauvre à ce sujet. Les médecins de Germanie ne semblent pas avoir participé comme prêtre à la vie religieuse, à la différence de la péninsule ibérique et de la Gaule où ils faisaient les deux : médecine et religion. Les médecins qui exerçaient en Germanie étaient, comme leurs contemporains concernant les cultes, tous païens. Ils ont utilisé les invocations aux dieux *Mânes* avec la mention de la sécurité perpétuelle et les formules funéraires traditionnelles sous l'Empire romain. Leur dévotion n'a rien d'original. Toutefois, deux médecins ont demandé aux dieux de les aider à mener à bien leur mission de sauvegarde de la santé des hommes. Par exemple, Ulpius Iulianus invoque les dieux bienfaiteurs (*bene merentibus*[21]) pour le salut de sa cohorte. M. Rubrius Zosimus a offert un autel à Jupiter Optimus Maximus, Apollon, Esculape, Salut et Fortune pour les remercier d'avoir ramené à la santé L. Petronius Florentinus, son préfet de cohorte. Ils font confiance aux dieux salutaires. C'est aussi le cas de C. Sentius Diadumenus qui s'est acquitté de son vœu envers Caturix, une divinité indigène guérisseuse, vénérée sous le nouveau nom de Mars « Auguste ». L. Fabius Anthimus est le médecin de la quatrième cohorte des Vindéliciens. Il a agi de même envers Mithra et Divos qui ont offert « *ex iussu*[22] » un petit autel à Alateivia, une déesse indigène. Deux médecins militaires honorent le génie de leur unité, T. Flavius Processus,

[19] *Jeune.*
[20] *Médecin d'expérience achevée.*
[21] *Récompenser.*
[22] *Par ordre.*

celui des « *capsarii* » en l'honneur de la maison divine des Gordiens. M. Sabinius Quietus, celui d'un détachement de la légion « *I Mineruia* ». Et Q. Postumius Hyginus et Postumius Hermes s'associent dans leur hommage aux médecins et aux professeurs pour le culte impérial des *Numina* impériaux, le génie de la colonie des Helvètes, et Apollon. Il faut mettre à part, Sarmanna qui a eu une épitaphe chrétienne avec « *in pace*[23] ». D'autres recherches permettront de mieux comprendre la médecine en Germanie.

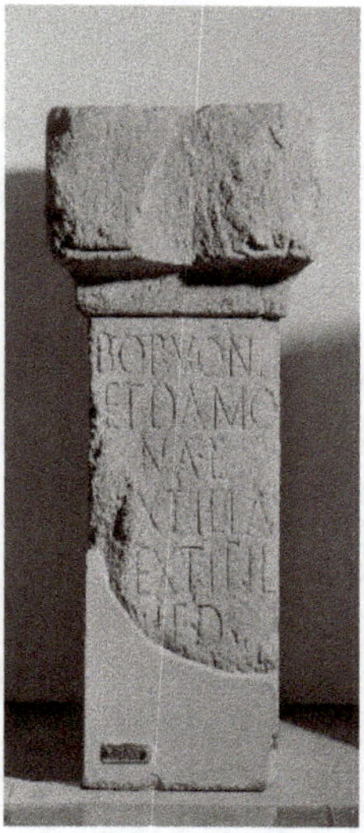

Le pilier germanique avec l'inscription :
Med (iometrica) = citoyenne de la cité médiomatrique
(Musée d'Archéologie nationale de Saint-Germain-en-Laye.
N° d'inventaire : 61040 (MAN 61040), © Patrice Lefloch-Prigent).

[23] *En paix.*

Références bibliographiques :
- Alföldy G., *Die Hilfstruppen der römischen Provinz Germania inferior*, Epigr. Stud. 6, Düsseldorf, 1968.
- Eiese A., *Das Rheinische Germanien in der antiken Inschriften*, Leipzig-Berlin, 1914, Réimp. Anast., Groningue, 1968.
- Nutton V., *La médecine antique*, Les Belles Lettres (éd.), 2016.
- Rémy B., « Les inscriptions de médecins découvertes sur le territoire des provinces de Germanie », in *Revue des Études anciennes*, 1996, Tome 98, 1-2, pp. 133-172.

Les médecins romains – littérature médicale – Hippocrate

Le père de la médecine est Hippocrate, tous en conviennent. Il rédige *De l'ancienne médecine.* La médecine romaine s'est beaucoup inspirée des médecins grecs. C'est une grande différence avec la médecine germanique, sur laquelle on a peu d'information.

Les encyclopédistes romains sont Celse et Pline. Les médecins romains de langue grecque sont Soranos et Galien. Les médecins ont recours aux autorités qui les précèdent. Galien s'idéalise en Hippocrate pour mieux l'utiliser à son profit. Toutefois, sa présentation des « *sectes médicales* » est mensongère et détournée, afin de mieux exalter ses propres découvertes et ses propres succès.

Cette méthode a été efficace : les fresques de la crypte de la cathédrale d'Anagni au sud de Rome montrent un maître, Hippocrate, avec un doigt levé qui pontifie au bénéfice d'un disciple déférent, Galien.

Hippocrate, appelé « vieillard de Cos » au Ve siècle avant notre ère, a donné naissance à la littérature médicale. Une soixantaine d'ouvrages constitue le « *Corpus hippocratique* ». Ils ont été écrits par lui ou par des élèves, dont son gendre Polybe qui établit la doctrine des quatre humeurs : sang, phlegme, bile jaune et bile noire. Son prestige a été immédiatement considérable en faisant de lui le médecin par excellence.

De tout temps, des médecins et étudiants en médecine s'attribuent le nom de précurseurs prestigieux. D'après une inscription de propriété funéraire du Ier siècle avant notre ère à Rome, le médecin Caïus Licinius est devenu asclépiade, c'est-à-dire le fils spirituel d'un grand Asclépiade, ce qui signifie descendant d'un grand Asclépia de Pruse qui, au IIe siècle avant notre ère, est venu à Rome après la conquête de la Grèce. Il a mis au point la théorie physiologique hypothétique des *onchoi*, petites masses se mou-

vant ou se bloquant dans la *poroi*, sortes de canaux internes. Ainsi, les états pathologiques selon cette théorie devaient être traités par le blocage ou la facilitation de ces mouvements particulaires.
Hippocrate est né dans l'île de Cos. Il est membre de la confédération athénienne qui siège dans le temple romain d'Asclépios, petit-fils et fils de médecin, de la famille des Asclépiades. Les membres se prétendent descendants par le sang du dieu Asclépios. Ils bénéficient de privilèges culturels au sanctuaire de Delphes. Hippocrate s'est illustré par sa pratique locale et son enseignement oral, et écrit, puis il est parti en Grèce du Nord vérifier ses théories sur les « épidémies ». Il est mort en Thessalie. Son île natale ne l'a pas oublié. À l'époque romaine, une mosaïque a été installée. Le vieux médecin et un habitant accueillent le jeune dieu. Grâce à ces voyages, il a permis à Abdère, où il aurait soigné Démocrite, de devenir un lieu phare de la médecine occidentale. L'île de Thasos connaît le même sort. Le traité des 3 épidémies I-III donne les adresses des malades et la situation épidémiologique de cette île. L'enseignement hippocratique relevant de l'apprentissage familial ne suffit plus à la demande du fait de la dégradation générale de la santé, avec en particulier le paludisme. Il s'ouvre à des disciples payants : ils écoutent et aident à lire des livres. Cette organisation complexe nécessite un véritable contrat d'association avec le célèbre « *Serment* », réputé, figurant à ce jour sur trente-neuf papyrus et manuscrits grecs présentant des variantes. Ce papyrus est conservé aux musées royaux d'Art et d'Histoire de Bruxelles. Il est daté du IIIe siècle de notre ère. Il existe deux citations non littérales où il est recommandé de ne pas opérer ceux qui souffrent de lithiase, de ne donner aucun poison à personne et de ne pas s'éloigner de l'art. Il est écrit que *« le meilleur chirurgien doit être consolateur comme dans le traité hippocratique de la bienséance »*. La version canonique du *« Serment »* a été établie au XIXe siècle par Émile Littré. L'édition et la traduction ont été répétées à l'occasion des soutenances de thèse de médecine dans les universités françaises. Le serment s'est adapté aux sociétés nouvelles sous des formes diverses dans les pays occidentaux, y compris au Canada.

La relation maître-élève est parfois difficile, affective, intellectuelle.

***

Galien est issu d'une famille riche. Il a de grandes ambitions intellectuelles et a fait de très longues études. Il a cherché des maîtres dans les meilleurs centres de tout l'Orient romain. Les Méthodistes, qu'il déteste, se vantent de former des confrères en six mois. En fait, qu'a enseigné Caius Iulius Sabiniamus, médecin décédé à 17 ans au Ier siècle de notre ère ? Et qu'a apporté Pérégrinus Héliodote exerçant en Allemagne, jeune homme accompli de grande piété, célibataire pleuré par sa mère ? Il semble qu'il n'y ait jamais eu en Grèce, ni à Rome d'ailleurs, d'école, ni de centre d'apprentissage prestigieux et structuré. Le plus célèbre est celui d'Alexandrie où l'étude des humeurs s'est enrichie de la connaissance des organes.

***

La médecine des organes s'installe après l'aventure d'Alexandre le Grand dans les villes hellénistiques de Pergame, d'Antioche et d'Alexandrie. Les promoteurs de cette médecine sont Hérophile de Chalcédoine, élève de Praxagoras de Cos, et Erasistrate de Céos, plus jeune qu'Hérophile. Au total, on renonce progressivement à la mécanique des fluides pour vérifier l'anatomie des structures internes. La dissection, la vivisection sur des condamnés à mort permettent d'observer les organes. Cet effort de compréhension a détourné les médecins quelque peu de la thérapeutique, car les chercheurs les plus brillants avaient déjà les installations exceptionnelles du musée et de la bibliothèque d'Alexandrie, créant une sorte de « médecine à deux vitesses ». Les découvertes alexandrines n'ont pas eu d'impact sur la pratique médicale ou sur la sociologie des sexes. La conviction répandue de l'infériorité de la femme est due à la découverte des ovaires. Cette constatation d'une similitude entre les ovaires et les testicules aurait pu permettre de passer à un parallélisme ou à une égalité biologique entre les deux sexes. Cela n'a pas été le cas.

Ces grands médecins ont eu des élèves qui sont restés en Égypte ou sont retournés en Asie Mineure apportant des divergences aux idées des maîtres. Ceci a été à l'origine des « sectes » médicales caractéristiques de la médecine romaine.
Hérophile s'est aliéné son élève Philinos de Cos qui a fondé la secte empirique. Il a eu comme successeur Séparion d'Alexandrie, auteur du livre *Contre les sectes*. Une secte a un père fondateur, maître à penser, garant de l'autorité auprès des membres dévots.

***

La littérature médicale était initialement en langue grecque. Ce qu'on appelle « *médecine romaine* » concerne tout ce qui se passe depuis la fin de l'époque hellénistique dans le territoire occidental.

Références bibliographiques :

- Gourevitch D., La pratique méthodique : définition de la maladie, indication et traitement, in Mudry Ph. & Pigeaud J., *Actes du colloque de Lausanne (1986), Les écoles médicales à Rome*, Droz (éd.), Genève 1991, pp. 51-81.
- Gourevitch D., *Le mal d'être femme. La femme et la médecine dans la Rome antique*, Les Belles Lettres (éd.), Paris 1984, 276 p.
- Nutton V., *La médecine antique*, Les Belles Lettres (éd.), 2016.
- Penso G., *La médecine romaine, l'art d'Esculape dans la Rome antique*, Roger Dacista (éd.), 1984, 607 pages.
- Rémy B., « Les inscriptions de médecins découvertes sur le territoire des provinces de Germanie », in *Revue des Études anciennes*, 1996, Tome 98, 1-2, pp. 133-172.

La médecine du Corpus hippocratique

Le Corpus hippocratique comporte des recommandations, des conseils. Le médecin hippocratique à Athènes est d'abord un artisan exerçant un métier. Il travaille dans sa propre maison qui sert de cabinet de consultation et de domicile. Ses revenus dépendent de sa capacité à trouver des patients prêts à payer pour ses services. Ils peuvent par ailleurs traiter leur malade gratuitement. Dans une communauté réduite, les pressions sociales peuvent obliger un médecin à traiter les patients très pauvres gratuitement.

Le Corpus hippocratique est une collection d'environ 60 ouvrages médicaux en grec ancien associé au médecin Hippocrate. Les écrits rapportent les évolutions, des guérisons et des observations scientifiques. Il est devenu la base sur laquelle tous les systèmes médicaux futurs ont été construits. Ses enseignements varient beaucoup pour le contenu. Hippocrate a débuté le développement de la Société de la médecine par un savant mélange de l'art de guérir et d'observations scientifiques. Les œuvres du Corpus naissent avec Hippocrate et ont été complétées pendant de nombreux siècles. Il semble qu'il y ait eu pas moins de 19 auteurs qui ont participé à son écriture. Cependant, ses œuvres variées ont été acceptées sous le nom d'Hippocrate depuis l'Antiquité. Le Corpus provient peut-être des restes d'une bibliothèque de Cos ou d'une collection compilée au IIIe siècle avant notre ère à Alexandrie. Seule, une fraction des écrits d'Hippocrate a survécu.

Le Corpus hippocratique contient des manuels, des conférences et des recherches, des notes et des essais philosophiques sur divers sujets en médecine sans ordre particulier. Ces œuvres ont été écrites pour différents publics. Une partie importante est composée de descriptions de cas. Presque toutes les maladies décrites dans le Corpus sont des maladies endémiques. Dans plusieurs textes, les anciens médecins développent des théories de la maladie, aux prises avec des difficultés méthodologiques. L'auteur (Hippocrate) exige que le médecin ait des connaissances approfondies, des aspects de la constitution humaine (anatomie, physiologie). Une maxime célèbre conseille : *« En ce qui concerne les malades, prenez l'habitude de deux choses : aider et ne pas nuire ».*

Le texte le plus célèbre du Corpus hippocratique est bien sûr le *Serment d'Hippocrate,* une déclaration historique de l'éthique médicale. Il est à la fois philosophique et pratique. Il reste en usage en Europe et au Canada.

Le Corpus a fait l'objet de remaniements nombreux pendant des siècles pour être clair, précis et simple. On peut dire que le médecin hippocratique se devait d'être aussi un orateur. L'ensemble du Corpus hippocratique a été imprimé en 1525. L'édition était en latin et a été publiée par Marcus Fabius Calvius à Rome. Le service étatique n'était proposé qu'à un petit nombre de médecins, mais les sages-femmes, rebouteuses, herboristes ne pouvaient compter que sur leurs propres efforts. Le texte des *Préceptes* affirme que le médecin doit éviter les hommages des beaux parleurs. Dans la lutte contre la maladie, il y a trois protagonistes : la maladie, le patient et le médecin.

Au sein du Corpus hippocratique, l'utilisation du pronostic ne peut pas servir de publicité. Ce qui importe, c'est la prédiction exacte. La manière dont on prédit est aussi importante que ce qu'on prédit. Ainsi, on ne peut rien dire de sensé sur le futur sans avoir une bonne prévision. Le pronostic est au cœur de la pratique de la médecine. C'est un moyen de contrôler la maladie et de modifier le traitement. Le véritable médecin déclare que sa technique particulière traite du passé, du présent et de l'avenir de son patient. Les conseils sont présentés sous la forme de sentences. Les *Épidémies* représentent une étape intermédiaire : les fiches des malades sont sélectionnées en fonction de leur potentielle utilité pour établir un pronostic. Le médecin doit considérer les caractéristiques les plus importantes d'une maladie, c'est-à-dire les signes qui constituent une base efficace pour asseoir une décision.

Une partie de ce qui doit être recherché correspond aux méthodes de diagnostic modernes et implique une observation perspicace, et précise. L'observation attentive des signes et des symptômes conduit à une compréhension de leur cause. La recherche du savoir pronostic a ses limites comme on peut le voir dans les fiches de malades sélectionnés dans les *Épidémies*. Le médecin hippocratique ne cherche pas à distinguer les maladies ou à identifier une cause spécifique plutôt qu'à discriminer les symptômes importants. Il s'intéresse à la disposition individuelle et non à la cause singulière. Lorsque le médecin a établi ce qui ne va pas chez le patient, il lui faut prendre une décision quant à l'opportunité de traiter ou non. Dès que la décision de traiter le patient est prise, le médecin doit décider des méthodes appropriées, dont la chirurgie notamment.

L'auteur de *Prorrhétique II* interdit d'intervenir chirurgicalement lorsque le patient a perdu connaissance ou qu'il est délirant. Il s'agit là de reconnaître l'impuissance du médecin face à certains états. Platon voyait dans ce refus un excellent exemple du véritable art.

La saignée est une procédure normale pour l'auteur de *Nature* de l'homme et il donne une liste des endroits où des entailles peuvent être effectuées en conseillant de les ouvrir loin du site de la douleur. La saignée comporte des risques propres : elle n'est pratiquée que sur ceux qui peuvent la supporter.

Cautériser avec des préparations caustiques ou des fers chauds est une mesure de dernier recours. Des cautérisations trop nombreuses peuvent amener les cicatrices rétractiles à se chevaucher.

L'auteur de *l'Ancienne Médecine* suggère que la médecine trouve son origine dans la cuisine. L'auteur du régime dresse une liste détaillée des aliments qui refroidissent ou réchauffent le corps.

De son côté, la pharmacologie hippocratique présente de nombreux problèmes d'interprétation.

Les traités gynécologiques contiennent une longue série de remèdes contre l'aménorrhée, les ménorragies et autres affections utérines.

Les médicaments sont peu utilisés en thérapie. Même des substances cliniquement inertes peuvent avoir de la valeur. Le dosage est rarement précis.

Y a-t-il des femmes médecins en Grèce ? Selon Higgins, vers 150 de notre ère, il n'y a pas de praticienne, car il est interdit aux femmes et aux esclaves d'apprendre l'art médical. Platon affirme, quant à lui, que seules les femmes âgées déjà mères sont sages-femmes.

Ce qui frappe dans les pratiques thérapeutiques de ce fameux Corpus, c'est leur grande diversité. La difficulté de la médecine réside dans le fait d'être capable d'apprécier avec précision ce qui se passe pour chaque patient et de choisir le traitement le plus approprié, en sachant pertinemment que les êtres humains ne répondent pas tous de la même façon aux traitements proposés.

Références bibliographiques :

- Fichtner G., *Corpus Hippocratum*, Institut für Geschichte der Medicin, Tübingen, 1984.
- Harris C. R. S., *The Heart and the Vascular Systemin ancient Greek Medicin*, Clarendon Press, Oxford, 1973.
- Higgins A., « Ship wreck reveals ancient secrets of medicine. », in *The Washington Post*, 01-02-2011.

Les médecins romains de l'Antiquité

par Michel Germain & Xavier Riaud

1- La formation des médecins romains

Comment étaient formés les médecins laïcs ? Dès la fin du Ve siècle avant notre ère, ils vont connaître Hippocrate. Les sources littéraires, archéologiques et épigraphiques sont des ambiguïtés. Nous ignorons comment on devenait médecin dans l'Antiquité : il n'y avait pas de contrôle de la qualification, ni de l'institution. Chacun était libre de se dire médecin et d'agir en conséquence. Les anciennes écoles, de Cnide et de Cos, étaient de simples associations de praticiens.

Il faut attendre l'époque hellénistique pour être une structure : la fondation du musée d'Alexandrie et celle de la bibliothèque d'Alexandrie répondent à ces souhaits. Un centre de recherche scientifique devint une université médicale avec Praxagoras, Herophilos, Philinos, Baccheios, Philininos, Reasistratos.

Il existe une analogie de la connaissance médicale proche de celui des sciences physiques. L'exploration de la médecine dans l'Antiquité a deux intérêts. L'histoire des maladies est instructrice : affections du rachis, tumeur des yeux (rétinoblastome), la cataracte, l'épidémiologie.

Et l'histoire des plantes est fondamentale : l'une d'elles a disparu, la silphium. Certaines composantes sont validées par la médecine orientale.

2- L'apprentissage aux côtés d'un praticien

Les aspirants médecins se plaçaient en « apprentissage » dans l'officine d'un médecin expérimenté. Ils assistaient aux consultations et se formaient au diagnostic et aux opérations : saignées, ventouses, rudiment d'ostéologie et d'anatomie (mais ils faisaient peu de dissections de cadavres humains).

Le célèbre Galien a fait des études pendant onze ans à Pergame et à Alexandrie en particulier. Le maître donnait des conseils déontologiques, car l'école hippocratique a légiféré avec le fameux serment d'Hippocrate.

3- Les médecins connus

Grâce aux textes des historiens anciens, nous connaissons les noms de nombreux médecins de l'époque romaine. L'essentiel de la documentation vient de l'Empire par les inscriptions grecques et latines, les stèles et monuments de toutes les régions du monde antique. Le plus ancien témoignage archéologique relatif à un médecin est la statue de marbre sur la tombe de Sombrotidas, vers 570 avant notre ère, sur la côte orientale de la Sicile. Un siècle plus tard, une stèle funéraire d'Ionie témoigne de la réussite d'un autre médecin.

Dans les cités grecques classiques, les médecins sont des hommes libres. Des esclaves peuvent assister les médecins.

Hippocrate naît à Cos vers 460 avant notre ère. Sa conception de la médecine est fondée sur l'observation objective des faits et la rigueur morale. La thérapeutique d'Hippocrate repose sur deux principes : s'interdire tout ce qui peut nuire au malade, aider en toutes circonstances l'action de la nature.

Galien est né à Pergame vers 131 de notre ère et poursuit ses études à Smyrne et à Alexandrie. En 162, il part pour Rome où il a une vaste patientèle et de nombreux élèves. Disciple d'Hippocrate, il reprend sa théorie des humeurs. Son principe thérapeutique fondamental est d'opposer les contraires.

Des surnoms gréco-orientaux sont portés par la moitié des médecins travaillant en Gaule.

4- Les femmes médecins célèbres

La plus ancienne stèle funéraire trouvée en Attique date du début du IXe siècle avant notre ère. Cette femme était médecin et sage-femme. Ces femmes médecins donnaient leurs soins surtout aux femmes et aux enfants. Elles ont exercé dans toutes les régions gréco-romaines : à Rome, à Mélitène. En Italie, on trouve Iulia Sophia, et, en Gaule, Metilia Donata, Aemilia Hilaria ou encore Flavia Hedone qui travaille à Nîmes.

5- Les médecins généralistes.

Dans l'Antiquité, la majorité des médecins sont des généralistes. Certains se rattachent à une doctrine médicale. Les spécialistes existent : Hérédote assure qu'en Égypte il y a un médecin pour chaque maladie. Les trouvailles archéologiques ont livré plusieurs trousses complètes d'instruments et de très nombreux cachets destinés à estampiller les collyres pour les yeux. Sur un pilier funéraire découvert en Meuse, l'oculiste opère l'œil d'une patiente en abaissant une paupière. Les fouilles de nécropoles ont retrouvé les témoignages d'un art dentaire : un dentier et des incisives remplacées par une dent de bœuf. Tous les auteurs romains décrivent les maladies dentaires et proposent des traitements adaptés (à base de plantes le plus souvent). Ces préceptes principaux sont revendiqués par Théophraste[24], puis Scribonius Largus et enfin Celse. Le plus vieil implant dentaire retrouvé date de 7000 ans av. J.-C. C'est un os dont on ignore la provenance, taillé et poli. Le premier dentiste connu est d'origine égyptienne. Son nom est Hesire (2700 av. J.-C.). Le plus vieux soin dentaire exhumé est daté à 14 000 ans. C'est une cavité taillée au silex en Italie. Une fissure colmatée à la cire d'abeille sur une mâchoire du néolithique vieille de 6 500 ans a été découverte en Slovénie. Des manipulations dentaires qui reposent essentiellement sur des perforations dentaires vieilles de 9 000 ans ont été examinées au Pakistan.

6- Les chirurgiens

En raison de la faiblesse des connaissances anatomiques, de l'insuffisance des anesthésiques, du manque d'asepsie, l'activité des chirurgiens a uniquement un caractère d'urgence : trépanation, réduction de fractures, amputation, extraction des flèches, trachéotomie, ablation des amygdales.

Les fouilles archéologiques à Pompéi et Herculanum ont trouvé d'importantes séries d'instruments métalliques. La trousse découverte à Paris contient une panoplie complète de spatules, cuillères, stylets, pinces, ventouses, sondes insufflatrices, pierres à aiguiser, pinces pour mélanger les onguents, tubes à collyre,

---

[24] Charlemagne reprendra l'enseignement de Théophraste et l'appliquera ultérieurement à son Empire.

coffret cloisonné, bandes hémostatiques. À Athènes, sur un ex-voto, est gravée une trousse de chirurgien encadrée par deux ventouses.

L'archéologie ne peut nous dire comment ces instruments étaient utilisés. Plusieurs de ceux-ci ont eu un autre usage que celui classique et conseillé. En effet, les ventouses servaient à vider un abcès, à retirer des corps étrangers et à redresser les vertèbres.

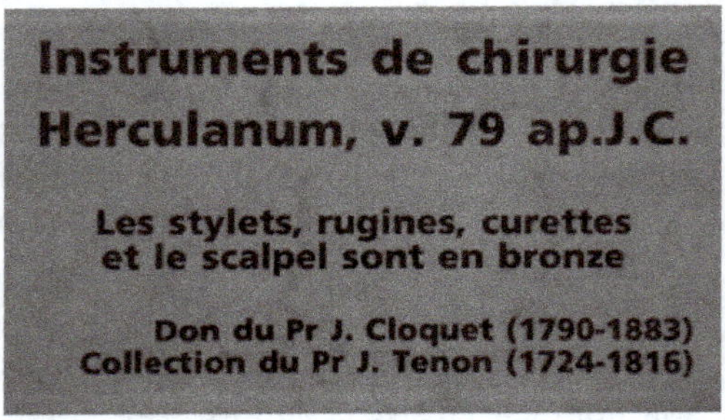

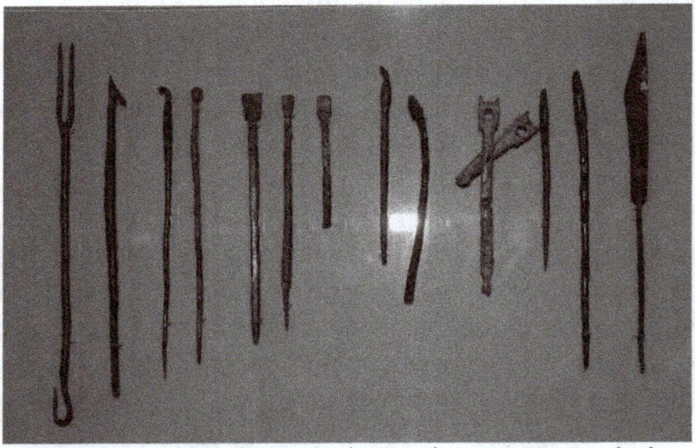

Instruments chirurgicaux : stylets, rugines, curettes, scalpels retrouvés à Herculanum. Ils sont en bronze
(© Musée de la bibliothèque de Médecine, Paris ; © Patrice Lefloch-Prigent).

7- Les médecins des armées

Dans l'histoire mouvementée des Germains et de l'Empire, dès l'époque homérique, les cités ont pris les mesures pour les soins des soldats blessés, mais il n'existait pas un véritable service sanitaire spécialisé. En lisant Cicéron, on apprend que les médecins suivent les troupes sans être enrôlés. Sous l'Empire, les services de santé s'organisent et deviennent une institution régulière. Les médecins sont présents dans les corps d'armée en Italie et dans les provinces. Les médecins accompagnent les soldats dans les manœuvres, les marches, les expéditions. Ils ont le même costume et l'armement que les soldats. Ces médecins portent des titres très variés et leur statut est bien défini. Faute de document précis, on connaît mal l'organisation interne de la médecine militaire romaine et le statut réel de ces médecins. Ils sont d'abord médecins, car ils ont pris part aux combats pour soigner. En cas de disparition, il y a le risque de désorganiser les lignes.

Il y a aussi les médecins des gladiateurs. Ils réparent les plaies à plusieurs niveaux, en particulier de l'abdomen, si l'intestin n'a pas été touché.

Les médecins de cour sont des médecins officiels agréés par le pouvoir impérial. Les médecins privés des souverains ont eu un rôle non négligeable. Stertinius Xenomhon de Cos est le plus célèbre des médecins de cour. Il devient chevalier, accompagnant l'Empereur lors de l'expédition de Bretagne en 43 avant notre ère en tant que tribun militaire. Il obtient une couronne d'or et une lance en or pur. Il possède à Rome une belle maison et a été comblé d'honneurs.

8- Médecins itinérants à Rome

Certains médecins sont itinérants et font des tournées dans les campagnes de leur secteur. Cependant, la plupart exercent en ville, visitent les malades à leur domicile ou les reçoivent dans leurs cabinets. Le fameux Peytel daté de 500 avant notre ère montre le médecin en pleine activité dans une salle bien équipée : chaises, tabouret, ustensiles en bronze et existence de ventouses. Un jeune médecin tient le bras droit d'un patient debout pour inciser un abcès. À droite, on observe un malade assis, le haut du bras gauche bandé. Sur un bas-relief d'Ostie, un médecin romain assis dans son cabinet lit un rouleau. Des manuscrits roulés sont dans une armoire et une trousse de chirurgien est posée sur un meuble. Sur le sol, est placée une grande ventouse retournée.

9- Les hôpitaux civils ou militaires

Nous ne savons pas grand-chose d'instructif, en particulier sur les hôpitaux civils. Pourtant, le sens d'hôpital paraît assuré, car Polygnotos est loué. Il a rendu possible avec l'aide des dieux le retour à la raison de malades.
Pour ce qui est des hôpitaux militaires, grâce aux fouilles sur les frontières fortifiées d'Écosse, nous sommes mieux documentés. On sait notamment que les thermes font partie intégrante des camps. Dans un hôpital d'Écosse, il existait quatre corps de bâtiments avec une cour intérieure, un couloir de circulation ouvrant sur deux chambres traversait chaque aile. De plus grandes pièces ont pu servir de dispensaire. Le plan des autres hôpitaux militaires des autres villes est identique.

10- Honoraires

Nous ne possédons pas d'information précise sur les honoraires des médecins dans l'Empire. Ils auraient été mal payés et étaient peu nombreux, bien que, sous l'Empire, certains praticiens aient réalisé des gains considérables. Pline l'Ancien a écrit que la médecine a été l'activité la plus lucrative des arts. L'empereur Claude a engagé comme médecin particulier le Xénophon de Cos. Il lui a proposé un traitement annuel de 250 000 sesterces, le médecin a refusé, car il a déclaré qu'il gagnait 600 000 sesterces comme médecin privé. Un arrangement a été trouvé en lui accordant 500 000 sesterces. Il a accepté. Il a laissé à ses héritiers 30 millions de sesterces.

11- Les médecins vus par les critiques

Les auteurs satiriques, les compilateurs, comme Pline l'Ancien et certains écrivains, ont raillé les médecins. Tous leur reprochent leur scandaleuse avidité, leur ignorance, leur légèreté, leur vanité et leur irresponsabilité. À Rome, la responsabilité civile des médecins est engagée. Toutefois, l'Antiquité a compté nombre de médecins admirables qui ont guéri beaucoup de malades dès le IXe siècle avant notre ère. Ils reçoivent de très nombreux honneurs publics (décrets, statues, honneurs individuels). Leur bilan global est très positif. En Germanie, nous ne possédons pas de telles images, car les Germains n'écrivaient pas.

Références bibliographiques :
- Gallo M., *Les Romains*, J'ai lu (éd.), 5 tomes, 2010.
- Nutton V., *La médecine antique*, Les Belles Lettres (éd.), 2016.

Papyrus de médecine

La littérature médicale antique a été souvent perdue. Alors, que reste-t-il des écrits innombrables des médecins et des écoles médicales succédant à Hippocrate et à Galien ? L'histoire de la littérature médicale de l'Antiquité gréco-romaine est encore à faire.

1- Les raisons de la perte des œuvres médicales

La première tient à la nature du livre ancien. Celui-ci était recopié à la main par des scribes professionnels et donc en nombre réduit. Les incendies sont responsables de la perte de beaucoup de livres. L'incendie qui, en 192 de notre ère, ravage le centre de Rome, détruit le cabinet de Galien. Des écrits de jeunesse et des traités non diffusés ont ainsi disparu.

La deuxième raison est le désintérêt relatif pour la recherche dès l'époque hellénistique. Ce phénomène serait lié à l'absence d'une chimie scientifique, l'absence de moyens de mesure. En médecine, on s'attache surtout à réunir, à conserver et à commenter les œuvres d'Hippocrate. Il est une figure mythique. On concentre les efforts à la réalisation de synthèses. L'aspect théorique est progressivement sacrifié aux fins pratiques : c'est l'avènement des grandes encyclopédies médicales d'Oribase (IVe siècle), de Paul d'Égine (VIIe siècle). Ce sont des vade-mecum du médecin praticien. Il faut bien sûr pallier l'énorme perte des œuvres médicales antiques. Une méthode fructueuse se fonde sur l'examen de documents de première main : exploiter les papyrus de médecine qui proviennent essentiellement d'Égypte.

Le papyrus était utilisé depuis longtemps : c'est un support d'écriture en Égypte. Il existait un rouleau de papyrus dans une tombe de la première dynastie vers 3 000 avant notre ère. Pour l'époque gréco-romaine le papyrus désigne des textes écrits. Les papyrus littéraires sont les plus fréquents aux IVe et IIIe siècles

avant notre ère. Les derniers papyrus médicaux sont datés du VIIe siècle avant notre ère. Ce sont un traité, une amulette contre la fièvre, une étiquette de médicament *« pour la fluxion des yeux »* et une recette. La destination est parfois possible d'être déduite de l'aspect extérieur des papyrus et de leur contenu. On peut considérer comme des restes d'exemplaires de bibliothèque, les fragments de *volumen* (rouleau) et les pages de codex (ancêtres de nos livres actuels) contenant des traités et des recueils de recettes, tandis que les prescriptions notées sur des ostraca et sur des versos de documents étaient réservées à l'usage personnel.
L'étude des papyrus présente d'autres difficultés, en particulier la dispersion des documents dans les bibliothèques et les musées du monde entier. Des morceaux d'un même papyrus sont retrouvés pour ce traité de physiologie du Ier siècle avant notre ère : une partie à Manchester, une autre à Berlin et l'autre à Paris. Un traité d'ophtalmologie du IIIe siècle avant notre ère comporte un morceau à Oxford, un autre à Manchester, un troisième à Heidelberg et un quatrième à Londres. Le chercheur travaille le plus souvent sur des photographies ou des microfilms qui d'ailleurs sont de meilleure qualité que les originaux. Le séminaire de papyrologie de l'Université de Liège possède la collection la plus complète au monde de photographies de papyrus littéraires. Elle continue à être enrichie par le Pr Paul Mertens qui prépare la troisième édition augmentée de R. A. Pack, *The Greek and Latin Literary Texts from Greco-Roman Egypt* (Ann Arbor, 1965).
L'autre difficulté résulte de la dispersion des éditions de papyrus dans beaucoup de collections et de revues. Aussi, le papyrologue doit disposer d'une riche bibliothèque. Il existe aussi des centaines de papyrus encore inédits qui dorment dans les réserves des musées. Le déchiffrement lent et minutieux réclame l'usage constant de la loupe et des trésors de patience pour arriver à restituer quelques lettres ou quelques mots, sans parler des lacunes dans les dictionnaires et passages parallèles.

2- Les papyrus documentaires

Les papyrus de médecine se répartissent en trois catégories : les papyrus littéraires, les papyrus sublittéraires et les papyrus documentaires. Ces derniers ont eu une étude monumentale faite par Karl Sudhoff au début du XXe siècle. Il donne de précieux renseignements sur la santé et les maladies des autochtones. Il précise aussi l'alimentation, l'hygiène, les pratiques sexuelles, les taux de natalité et de mortalité (l'âge moyen de décès à cette époque est de 33 ans). Il aborde la condition des médecins locaux et des hippiatres (vétérinaires), l'organisation des établissements « hospitaliers » (Sarapieion, Asklèpieion), l'importance de la criminalité et le rôle de la médecine légale. On y lit la lettre du 29 août 58 avant notre ère, qu'un certain Chairas adresse à son médecin Dionysios à propos de plusieurs emplâtres dont il demande la prescription. On lit aussi une lettre du Ve siècle dans laquelle un patient reproche à son médecin de l'avoir abandonné avec un emplâtre qui, en l'empêchant de se laver, engendre de mauvaises odeurs. Un autre papyrus, daté de 297 avant notre ère, conserve un rapport médical d'un médecin public originaire d'Oxyrhynque à propos d'un homme blessé (c'est un certificat d'incapacité de travail). *« J'ai été commis par toi afin d'examiner Patareus, mentionné dans la requête, et de faire un rapport écrit dans lequel je l'aurais trouvé. En conséquence, j'ai examiné cet homme dans la même cité en présence du même assistant. Il présente à l'avant-bras droit une blessure et à l'avant-bras gauche, un coup. Ce dont je certifie ».*

Quant aux papyrus littéraires et sublittéraires, ils présentent, sur les manuscrits médiévaux, qui ont été recopiés les uns sur les autres au long des siècles, l'énorme avantage d'être quasiment des documents de première main. Seuls témoins d'œuvres perdues, ils agrandissent en outre singulièrement le champ de nos connaissances en histoire de la médecine antique. On dénombre environ 200 papyrus littéraires et sublittéraires de médecine répertoriés actuellement. Ils se répartissent en fragments d'auteurs et en textes anonymes. Les 30 fragments d'auteurs comprennent 1 papyrus d'Apponios, 3 de Dioscoride, 5 de Galien, 1 d'Héliodore, 1 du médecin Hérodote, 16 d'Hippocrate, 3 de Nicandre et 1 de Soranus.

L'Anonyme de Londres (IIe siècle avant notre ère)

C'est le plus long papyrus médical grec identifié. Les papyrus anonymes comportent des herbiers, des matières médicales, des traités, des questionnaires, des manuels et des recueils de recettes. L'Anonyme de Londres occupe une place privilégiée, car il est le plus long papyrus médical grec identifié. Son rouleau mesure 3,5 m de longueur et 23 cm de haut. Il contient 39 colonnes et 23 autres petits fragments. Il a été longtemps considéré comme la première histoire de la médecine de l'Antiquité et son auteur aurait été Ménon, disciple d'Aristote. Il apparaît aujourd'hui comme un fragment d'une doxographie relative à la théorie des résidus ou excrétions (*perissômata).*

Comme autres pièces remarquables, il faut signaler les herbiers illustrés de Tebtunis (IIe siècle avant notre ère) et d'Antinopolis (vers 400 avant notre ère) qui sont des témoins irremplaçables pour l'histoire de la discipline. Ils comblent le hiatus entre l'herbier perdu de Cratévas inaugurant le genre au début du Ier siècle avant notre ère et le Dioscoride de Vienne (*Vindobonensis Md. GR. 1*), élaboré vers 512 pour Juliana Anici, qui est le premier herbier illustré conservé sur manuscrit. Sur le recto d'un feuillet de l'herbier d'Antinopolis, on voit la représentation polychrome du *symphyton* ou consoude *(Symphytum officinale L.)* suivie d'un texte lacunaire énumérant les propriétés thérapeutiques de la plante : *« Cette herbe broyée soigne toute... et les blessures et... soude les incisions... soigne... »* Le verso est consacré au *phlommos*, qui désigne l'ensemble des molènes (genre *Verbascum* L.).

Les grands domaines du savoir médical dans les papyrus.

Les papyrus abordent tous les grands domaines du savoir médical : l'anatomie (traitée sur les noms des parties du corps, les os, l'appareil digestif, les « nerfs »), la pathologie (fragments sur l'éléphantiasis, l'apoplexie, la sciatique, les fièvres, la cryptorchidie, les affections gynécologiques, la dysurie, la constipation, la calvitie) et la thérapeutique. Ce dernier domaine comprend la pharmacologie, la diététique et la chirurgie. En pharmacologie, on distingue les papyrus relatifs à la matière médicale et les fragments (près d'une centaine) contenant plus de 400 recettes à base de produits minéraux, végétaux et animaux.

Celles-ci sont destinées à soigner les affections les plus variées. D'après un papyrus des IIIe et IVe siècles, voici comment remédier à la chute des cheveux : *« Broyez du ladanum en le macérant dans du vin sec et en versant en outre, alternativement, de l'huile de myrte (arbrisseau à feuilles persistantes) et du vin, en sorte d'obtenir la consistance du miel, et oignez-en la tête avant et après le bain, mais il est préférable d'ajouter aussi du capillaire que certains appellent également adiante, en quantité moitié moindre que le ladanum, et de l'utiliser avec de l'huile de myrte ou avec du nard »*. Le verso d'un ostracon trouvé à Thèbes et daté du IVe siècle conserve une recette de *« collyre rose pour maladies infantiles »*, qui renferme notamment du lait et de la cadmie lavée.
La diététique comporte des papyrus consacrés au régime des bien-portants et des malades. Les papyrus de chirurgie sont relatifs à l'enseignement de cet art, à sa technique et à ses applications, particulièrement pour les luxations de la mâchoire et de l'épaule, et pour un coloboma. Quant à l'ophtalmologie, elle est bien représentée dans des papyrus qui conservent la sémiotique, l'étiologie et la thérapeutique d'affections comme le ptérygion, la sécrétion de chassie, le « glaukoma », la cataracte, le staphylome et la fluxion.

3- Traités savants, aide-mémoires personnels

Un classement typologique permet de distinguer : traités savants, manuels d'enseignement et aide-mémoires personnels. Les fragments qui ont pu être identifiés comme des traités savants prouvent qu'en Égypte, on lisait des auteurs comme Hippocrate, Nicandre de Colophon, Dioscoride, le médecin Hérédote, Galien et Soranus. Les citations des papyrus anonymes témoignent que l'on connaissait des médecins. Ces traités n'exposent pas une médecine provinciale sclérosée, mais une médecine de pointe, bien informée des découvertes récentes et accueillant l'innovation. Admirons par exemple avec quelle précision l'auteur de ce fragment, conservé dans un papyrus du Ier siècle, décrit l'articulation de l'astragale et du scaphoïde : *« La partie antérieure de l'astragale qui présente une masse sphérique se trouve adaptée à un os du tarse appelé scaphoïde par le processus d'harmonie »*.

Très différents, les manuels d'enseignement sont surtout représentés par les questionnaires et les recueils de définitions. Contrairement aux traités savants, ces manuels ne proposent jamais une médecine de pointe, mais ils adoptent une sorte de moyen terme entre les théories existantes. Leur doctrine sera définitivement reprise au Moyen Âge. Voici comment l'auteur d'un questionnaire d'ophtalmologie du IIe siècle étudie le staphylome. *« Qu'est-ce que le staphylome ? »*
« Une saillie, dans la région de la pupille, comme un grain de raisin. » « Comment se produit le staphylome ? » « Ou bien par atonie de la cornée avec déchirure, ou bien par écoulement invétéré d'humeurs et relâchement. Les staphylomes diffèrent entre eux par la taille, la couleur, la nature, la localisation. » « Quelle chirurgie proposer au staphylome ? » « Il faut enfoncer une aiguille à travers la base du staphylome, de haut en bas, et, à travers la fissure qu'on y a faite, une autre aiguille munie d'un fil double à partir du petit coin d'œil, en entourant le staphylome, nous l'étranglons. » Cela rappelle le traitement de la cataracte.
Il y a enfin les aide-mémoires réservés à l'usage personnel lors du IIe siècle. Ce papyrus provient d'un rouleau contenant bien des recettes, dont le propriétaire, probablement occultiste, a ajouté des notes personnelles au verso. Par exemple, *« la sécrétion d'un flux salé ou nitreux est la cause de la sclérophtalmie. L'épaisseur du flux et la présence de viscosités sont la cause du phimosis. L'ulcération des paupières est la cause de leur adhérence. Un ulcère surtout dans le cas où il est malin est la cause de la lagophtalmie. »*
L'étude du contenu révèle un certain éclectisme, des imprécisions et des erreurs. Ainsi, l'auteur est le seul médecin de l'Antiquité à confondre les trois blépharites que sont la psorophthalmie, la xérophtalmie et la sclérophtalmie (la première doit correspondre à la blépharite ulcéreuse, la deuxième, à la blépharite sèche, et la troisième, à la blépharite marginale des modernes, selon l'historien de l'ophtalmologie (J. Hirschberg)). Tels sont les papyrus grecs de médecine qui, en dépit de leur caractère souvent lacunaire, nous donnent cependant un témoignage irremplaçable sur la médecine, comme elle a été élaborée, étudiée et pratiquée dans l'Égypte gréco-romaine.

4- L'apparition du codex : une révolution technique au IIe siècle

Cette période commence par une révolution technique : l'apparition du codex. Jusqu'alors, le livre antique se présente sous la forme d'un rouleau de papyrus sur la face interne duquel le texte est transcrit en colonnes perpendiculaires à la longueur du rouleau. Lire un livre consiste à dérouler progressivement le rouleau d'un côté et à l'enrouler de l'autre. Il faut les deux mains pour le consulter. Avec le codex, qui est simplement un livre, tout change.

Le codex est fait de feuillets (de papyrus ou de parchemin, plus tard de papier) pliés en deux et encartés les uns dans les autres pour former des cahiers dont l'assemblage est fait par une reliure. Plusieurs améliorations sont apportées : les deux faces du support sont utilisées pour l'écriture et non plus une seule comme dans le rouleau pour la transcription du texte. C'est un rendement double. La recherche d'un passage déterminé est rapide, le livre s'ouvrant à la page que choisit le doigt du lecteur, d'où un gain de place et un prix moins élevé. Cette facilité de consultation est un avantage appréciable pour le praticien. Du temps d'Hippocrate et jusqu'à l'adoption du codex, donc pendant sept à huit siècles, les traités de médecine, comme les œuvres littéraires, sont transcrits sur des rouleaux indépendants dont le contenu est limité. Tout traité un peu long est donc divisé, dès sa réduction, en « livres » destinés à occuper chacun un rouleau. Divers artifices permettent de reconnaître l'ordre de lecture des rouleaux. Grâce au codex, les livres d'un même traité se trouvent transcrits à la suite de façon irrévocable et sans risque d'erreur de classement ultérieure. Ainsi, des collections de textes apparentés peuvent se constituer.

Pour les œuvres transmises sous le nom d'Hippocrate, de petites collections centrées sur un sujet ou un autre se forment selon les besoins. Il existe encore quelques descendants aux Xe et XIe siècles comme le manuscrit de la Bibliothèque nationale de Paris ou celui de la Nationalbibliothek de Vienne. Dès le IXe siècle, l'œuvre entière d'un auteur se trouve rassemblée en un recueil. Pour Hippocrate, ce sera un hexêkontabiblos, un volume de soixante livres qui contient l'ensemble de la collection hippocratique. Le manuscrit de Venise, grec 269, copié vers le milieu du Xe siècle est un de ces recueils.

5- L'écriture minuscule remplace la majuscule

L'apparition de ces œuvres complètes correspond à un changement dans l'écriture grecque. La majuscule avec ses lettres bien détachées fait place à la minuscule où les lettres tendent à s'attacher les unes aux autres. Tracé rapide, occupant moins de place, la lettre minuscule permet au copiste d'écrire plus vite et de faire tenir sur une page davantage de texte.

6- Les textes médicaux : le manuscrit d'Hippocrate

Le scribe n'entreprend la copie d'un livre que s'il est commandé. Savants médecins, simples praticiens ou amateurs éclairés ont transmis des traités médicaux antiques. La qualité du livre offre une indication sur son destinataire. Le manuscrit d'Hippocrate de la Bibliothèque nationale offre sur deux pages se faisant face, à gauche le portrait d'Hippocrate assis dans un fauteuil, le calame encré à la main droite, et soutenant de la gauche un codex ouvert portant le début du premier de ses *Aphorismes*, et à droite le portrait du grand-duc Alexis Apocaucos, en costume d'apparat, assis sur une sorte de trône et montrant de la main gauche un livre ouvert, posé sur un pupitre, où on lit le même aphorisme. L'intérêt du grand-duc pour la médecine est confirmé par la dédicace que Jean Actuarios lui a faite de sa méthode thérapeutique. La peinture et la confection du manuscrit sont situées entre l'an 1341, jour de son élévation à la dignité de grand-duc, et le 13 juin 1345, jour de son massacre.

7- L'herbier alphabétique de la princesse Juliana Anicia

Dans les premières années du VIe siècle, un livre de grand luxe a été offert à la princesse Anicia, résidente à Constantinople. Il appartient maintenant à la Nationalbibliothek de Vienne. Ce codex de 370x300 mm compte un millier de pages. Les huit cents premières portent un herbier alphabétique tiré de l'œuvre de Dioscoride (Ier siècle de notre ère). Sur la matière médicale, ce traité paraît avoir été illustré comme les herbiers d'époque impériale retrouvés en Égypte. Pour l'herbier alphabétique offert à Anicia, le dessin de chaque plante (383 au total) fait face à sa description, le tout occupant une double page. La finesse des dessins et sa fidélité sont remarquables comme le choix des couleurs. Dans les ouvrages illustrés, les images sont reproduites avec le même souci de fidélité que le texte lui-même. La mise en pages est différente puisque dans le second exemplaire les figures sont insérées dans le texte au lieu de lui faire face, mais la disposition des feuilles et des fleurs est identique dans les deux manuscrits.

8- Les manuscrits d'anatomie

L'illustration documentaire s'exerce aussi dans les traités de médecine. Il s'agit d'anatomie pour la représentation des positions du fœtus dans l'utérus.

Le livre *Maladies des femmes* du médecin grec Soranos d'Éphèse au début du IIe siècle de notre ère est original. Le même auteur a écrit le traité *« sur les bandages »*, accompagné de nombreuses figures documentaires dans un manuscrit de la bibliothèque laurentienne de Florence du Xe siècle avec bustes ou personnages entiers. Parmi la cinquantaine de traités du manuscrit de Florence, un seul est illustré et le commentaire d'Apollonios de Kition (Ier siècle avant notre ère) est fait sur le traité *« des articulations »* attribué à Hippocrate. Trente scènes représentent les modes de réduction d'une luxation avec des personnages entièrement nus. Souvent, la scène est encadrée par deux rideaux entrouverts.

9- Galien, le célèbre médecin de Pergame

Le manuscrit de Vienne est réputé. Sur une miniature, six personnages entourent Galien de Pergame, auteur de plusieurs traités de pharmacologie. Tous sont des spécialistes des plantes médicinales. Au centre, le centaure Chiron « inventeur » de la médecine, les cinq autres personnages sont tous des pharmacologues renommés du début de l'époque impériale. Ces deux miniatures sont un résumé de l'histoire de la pharmacologie grecque avec la représentation d'auteurs dont Dioscoride qui a composé son traité *Sur la matière médicale*. Sur la seconde miniature, Galien a une place centrale : son œuvre abondante et variée lui a valu la place de second après Hippocrate de Cos. *« Hippocrate a semé, Galien a cultivé les champs ».* Selon Stephanos d'Athènes au VIe siècle, les médecins ont récolté les fruits du travail de leurs deux grands devanciers. Les traités hippocratiques relèvent de la théorie ou de l'enseignement fondamental alors que les autres ont appartenu à la pratique quotidienne. Le cas du livre de Soranos sur les *Maladies des femmes* est exemplaire. Le texte grec en a été découvert seulement au début du siècle dernier (XXe) dans un manuscrit de la BNF, postérieur à la chute de Constantinople. Beaucoup de modifications ont été apportées au texte primitif par les copistes. Pour les traités authentiques d'Hippocrate qui constituent la collection hippocratique, le respect et la vénération leur ont évité de souffrir de la part de ceux qui les ont utilisés. Le résultat, paradoxal, c'est que les manuscrits byzantins de médecine nous ont transmis les traités les plus anciens avec une fidélité plus grande qu'ils ne l'ont fait pour des œuvres plus récentes.

Les sages-femmes à l'époque de l'Empire romain

Sous l'Empire, l'accouchement se déroule classiquement sur le siège obstétrical, bien décrit dans le traité *Des maladies de femmes* de Soranos, et symbole de la naissance jusque dans les rêves : *« Au milieu et à l'endroit où on assiste la femme, il faut que soit découpée une ouverture en demi-lune, de taille moyenne, de façon que la patiente ne s'y enfonce pas jusqu'aux hanches en raison de sa largeur excessive, mais qu'en revanche les parties génitales n'y soient pas comprimées en raison de son étroitesse, ce qui est plus pénible encore : la sage-femme peut toujours en effet combler une ouverture trop large en la garnissant de linges. La largeur totale du siège doit permettre d'accueillir des femmes charnues. Sa hauteur sera moyenne : aux femmes petites, on met un tabouret sous les pieds pour compenser la taille de leurs membres. Les flancs du fauteuil, au-dessous du siège, doivent être entièrement garnis de planches tandis que le devant et le dos doivent rester ouverts, pour l'usage obstétrical. Dans la partie supérieure au-dessus du siège et sur les côtés, il y aura deux bras formant un pi, grâce à une entretoise, afin que les mains puissent prendre appui sur eux au cours des efforts. Derrière, il y aura un dossier incliné de façon telle que les reins et les hanches y trouvent une résistance aux mouvements de retrait ».*

La plaque funéraire de la sage-femme Scribonia trouvée sur sa tombe de l'Isola (Ostie) est authentique. La parturiente est installée et s'agrippe aux creux des côtés. L'assistante, debout derrière elle, la tient solidement sous les seins pour l'empêcher de glisser. Quant à la sage-femme, assise en face d'elle sur un siège bas, les bras nus pour être plus libre de ses mouvements, elle tâte l'entrecuisse de sa cliente pour voir où en sont les choses. On remarque l'attitude pudique des deux praticiennes, conforme aux conseils des grands médecins : autant que faire se peut, elles

ne regardent ni le visage de la future mère ni ses organes génitaux.
Sur un fragment de lampe du musée Zadar, on ne devine qu'à peine le siège, mais on voit bien, entre les cuisses écartées de la patiente, le doigt de la sage- femme qui tâte pour voir où en est la dilatation du col. Il semble que dans certains cas une sage-femme ait partagé le siège obstétrical avec sa patiente. Les terres cuites chypriotes des VIe et VIIe siècles avant notre ère sont nombreuses sur le thème de l'accouchement. Beaucoup sont conservées au musée archéologique de Nicosie. D'autres figurent dans de nombreuses collections européennes. L'une d'elles est conservée au Musée du Louvre. Elle montre une praticienne assise sur la chaise, tout contre le dossier, et soutenant sous les bras la parturiente assise devant elle, en partie sur ses propres cuisses. Devant ce groupe, une autre femme s'apprête à recueillir le nouveau-né, figuré très sommairement par un simple tuyau de pâte. Une amulette en jaspe rouge du British Museum représente également une parturiente sur le siège. Celui-ci, très large, permet à la jeune femme d'écarter librement les jambes. Il est pourvu sur les côtés de deux poignées auxquelles elle s'agrippe. Le siège est relativement bas, mais les pieds reposent sur un tabouret marqué par une simple ligne, à moins que celle-ci représente tout simplement le sol. Les cheveux de la femme sont dénoués, car selon la notion très répandue de « sympathie », tout lien conservé, tout ce qui serre le corps et gêne les passages, risquerait de bloquer l'accouchement.

Les longues heures de l'accouchement ne se passent pas entièrement sur le siège. Avant l'instant crucial, la patiente est couchée sur un lit dur. Après la naissance, elle repose sur un lit souple. De plus, l'usage du siège n'est ni constant ni général. L'accouchement peut se faire sur un lit ou sur une sorte de pouf, bas sans dossier. Une petite sculpture chypriote d'époque hellénistique conservée au Metropolitan Museum (Coll. Cesnola, Mures, Handbook of the Cesnola Collection) représente une accouchée ainsi allongée, encore soutenue de derrière par une assistante debout. Elle a une attitude encore douloureuse, mais qui commence à s'abandonner. On remarque l'abdomen gonflé, sur lequel se devinent l'ombilic distendu et les seins lourds. La femme vient de mettre son enfant au monde, malheureusement réduite à une masse informe et l'accoucheuse l'a déjà reçu entre ses bras, et le tient contre son sein. Le Louvre possède dans ses réserves deux petites sculptures de même type et de même époque. Les lits sont plus élevés, mais la scène générale est la même. Sur la première image, on observe le réalisme avec lequel est traité le corps souffrant de la parturiente. Sur l'autre, on note l'attitude à la fois efficace et bienveillante de la sage-femme.

Il semble que l'accouchement s'est parfois déroulé debout. Sur une autre terre cuite chypriote du VIIe siècle, une femme forte aux larges jupes est très probablement en train d'accoucher dans cette position, solidement maintenue par une autre femme, qui, en même temps, fait pression sur le haut de l'abdomen. Contrairement à ce qu'on a cru parfois pour les pieds, les pieds sous la jupe ne paraissent pas ceux de l'enfant à naître, mais ceux de la mère.

L'accouchement se fait aussi à croupetons (position accroupie) : une gemme mutilée du British Museum montre une femme dans cette position. Elle tient dans la main droite un fer et une lance, qui pourraient être destinés à faire fuir les douleurs. Entre ses jambes, pend un long filet : peut-il s'agir de l'écoulement de la rupture de la poche des eaux ?

Enfin, on connaît aussi des représentations d'accouchements mythiques, comme celui de Jupiter donnant naissance à Minerve. Une déesse dans le rôle de sage-femme accueille la fille bien-aimée du monarque, encore toute petite, mais déjà armée de pied en cap. Une autre déesse, dans le rôle d'assistante, ne paraît pas se rendre compte que le bébé sort de la tête de son géniteur, et elle appuie gravement sur le ventre de cette étrange accouchée.

Le rôle des contractions utérines dans l'accouchement est imparfaitement connu des Anciens, mais il n'est pas non plus totalement ignoré. Soranos en parle et certaines amulettes y font également allusion : c'est ainsi que le musée archéologique de Toronto possède une gemme gynécologique qui a des traits communs avec celle de la gemme mutilée du British Museum. Elle porte sur son envers une femme nue, aux genoux partiellement pliés et aux jambes écartées, pressant des deux mains son ventre gonflé. Elle ordonne : *« Presse en direction du bas »*, formule qui s'adresse à l'utérus qui doit pousser le bébé dehors et qui est destiné à apaiser, et à raccourcir les douleurs.

Références bibliographiques :

- Moraux P., *Galien de Pergame. Souvenirs d'un médecin*, Paris, 1985, pp. 24, 154-155, 172.
- Nutton V., La médecine antique, Les Belles Lettres (éd.), 2016. 562 p.
- Préaux C., « Essays in honor of C. Bradford Welles », in *American studies in papyrology*. 1966, 1, pp. 235-250.

Médicaments de l'Antiquité romaine
Silphium – cachets d'oculistes

- Le silphium

C'est grâce à la précision des graveurs de monnaie de la Cyrénaïque que nous connaissons l'image d'une plante disparue : le silphium dont les auteurs anciens ont vanté les qualités. Cette plante a des vertus médicinales et culinaires certaines. Elle figure sur toutes les monnaies du VIIe au Ier siècle avant notre ère. Nous disposons d'une centaine de représentations donnant l'aspect de cette plante. Au VIIe siècle avant notre ère, des Grecs s'établissent sur la côte de Libye. La prospérité du pays est due à la fertilité du sol et à son commerce florissant, dont le silphium est un des éléments majeurs. Le dernier roi ptolémaïque lègue son royaume aux Romains.
Le silphium ayant des propriétés exquises, une origine divine lui est attribuée. Il devient le symbole de la richesse d'un pays. À Rome, le silphium est acheté au prix de l'argent. On ignore tout de ce produit : peu de texte littéraire et les inscriptions ne le mentionnent pas.
La Cyrénaïque a été soumise aux Romains et le silphium est devenu plus rare, a disparu. De multiples hypothèses ont été évoquées.
La plante croissait de la frontière orientale de la Cyrénaïque jusqu'à sa frontière occidentale. C'est une plante de la steppe. Ses racines étaient épaisses et nombreuses. Ses feuilles ressemblent à du persil. Sa graine était aplatie. L'écorce de la racine était noire. La racine avait hors de la terre une tubérosité qui par incision rendait un suc laiteux dont les vertus sont maintenant connues. Il existe deux sortes de suc du silphium : l'un tiré de la tige, l'autre tiré de la racine. Son usage alimentaire est limité, mais réel.

Le suc était utilisé comme assaisonnement pour les viandes et les poissons. Ses feuilles purgeaient et engraissaient le bétail. La tige purgeait celui qui en mangeait pendant 40 jours. Les racines étaient bonnes coupées en tranches et assaisonnées avec du vinaigre.

Quelles qualités médicales ? Le développement de l'usage du silphium était important. Hippocrate conseille l'usage du suc de la semence, de la feuille ou de la racine mêlé à du miel pour en faire des cataplasmes et des pessaires. Il conseille ces sucs dans les fièvres et la pleurésie. En pessaire, il est utile pour *« exciter les règles, faire sortir le placenta et l'embryon mort »*. Les médecins emploient les feuilles de silphium pour expulser le fœtus en médecine, selon Pline. La racine est difficile à digérer, elle cause des vents et empêche l'écoulement des urines. Le suc à l'extérieur réchauffe la partie engourdie par le froid. À l'intérieur, il est antispasmodique. La larme en emplâtre est utile dans les contusions. Dissous dans l'eau, le suc sert à laver les plaies, les piqûres de scorpion, les ulcères, le charbon, les morsures de chiens. En pessaire, le suc provoque les règles. Il détruit les cors au pied. En fumigation, il est utilisé contre les hémorroïdes. On le prescrit dans la goutte, la jaunisse, l'hydropisie, la toux et l'enrouement, l'inflammation de la luette (Galien), la pleurésie, les contractions nerveuses, l'angine ou l'amygdalite. En potion, il détruit le venin de serpent. Il sert en convalescence à rétablir les forces et facilite la digestion. Il a été utilisé dans les ophtalmies, dans les néphrites et les cystites et contre les migraines. Au IVe siècle, avant notre ère, il est utile dans les maladies épidémiques. Pris en grande quantité, le silphium gonfle l'estomac. Il est aussi utilisé en médecine vétérinaire.

De nos jours, l'Asa foetida a été décrite par Linné au XIXe siècle. On retrouve ses propriétés carmitatives (fait expulser les gaz intestinaux), expectorantes, emménagogues (favorise le cycle menstruel) et il a ses indications dans de nombreux ouvrages pharmaceutiques récents (Galien). C'est un condiment recherché des Asiatiques et il figure dans les ingrédients de la sauce Worcestershire.

La conclusion est que le véritable silphium de Battus reste à découvrir et il est indispensable pour cela de bénéficier d'une coopération interdisciplinaire.

- Les cachets d'oculistes

Ces cachets d'oculistes sont une spécialité de la Gaule romaine. Ce sont de petites tablettes destinées à former des collyres dits secs. Les affections des yeux sont fréquentes dans l'Antiquité et les ouvrages des médecins anciens contiennent de nombreuses formules de remèdes. Ils se présentent habituellement sous forme liquide. Les ophtalmologistes gaulois sont les seuls à utiliser des préparations solides sous forme de petits pains. Ils frottent l'œil du malade avec ce collyre ou le délayent avec de l'eau. Ces médicaments se présentent sous forme de tablettes carrées. Leurs dimensions correspondent à celle d'un collyre : 1 cm d'épaisseur et 4 cm de côté. Les inscriptions portées sur les faces sont agrémentées de palmettes.

- L'ordonnance

Les inscriptions sur les faces des cachets d'oculistes apportent davantage de renseignements. Elles sont rédigées en latin. Elles donnent trois renseignements : le nom de l'oculiste, du collyre et de la maladie.
L'extrême variété des collyres est singulière. Certains ont donné leurs propriétés indiquant son indication : *« calmant, propre à nettoyer »*. Les composantes du collyre sont *« au safran »*, *« à la rose »*. La couleur du collyre est *« verte, jaune, bleue de mer, blanc de cygne »*. Plus de cent dénominations ont été répertoriées. Les végétaux sont les plus utilisés : safran, myrrhe, baume, rose, romarin. Les propriétés curatives des métaux dans les collyres sont retenues : les squames métalliques de dialepidos et surtout celles à base de minerai de cuivre sont réputées. Les trousses d'ophtalmologistes de l'Antiquité que nous possédons contiennent des fragments de collyre qui ont été analysés : des sels minéraux de fer, du cuivre, du mercure, du plomb, du soufre et des traces de matières grasses. De nombreuses plantes utilisées dans les collyres sont astringentes ; la rose, le millefeuille, le buis, la myrrhe, l'encens. Les qualités anesthésiques du suc de pavot, de l'opium, du safran sont utiles. Le mercure est un

antiseptique puissant ; l'iodure de plomb contribue à la guérison des ulcérations. Ces pharmacopées obtenaient de bons résultats.

- La maladie à traiter est portée sur le cachet.

Aucun des collyres n'a d'utilisation spécifique. Beaucoup d'indications sont vagues : *« contre les douleurs »*, *« contre les écoulements »*. Les anciens savent soigner les ulcérations des paupières et l'ectropion, la conjonctivite, le chémosis. La cataracte est aussi traitée. Les cachets d'oculistes sont une spécialité gauloise. Ils traitent les paupières, la conjonctive, la cornée et le cristallin.

- Efficacité des collyres

Les ingrédients qui ont servi à la fabrication des collyres des oculistes gaulois contiennent pour la plupart des principes actifs et thérapeutiques satisfaisants. Ainsi, de nombreuses plantes ont des vertus astringentes. Les qualités anesthésiques et calmantes sont utiles. De même, on continue à utiliser comme antiseptique les sulfates de zinc, de cuivre, de fer. Le mercure à très faible dose est un antiseptique puissant : la pharmacopée des oculistes anciens a de bons résultats dans les affections oculaires.
Pourquoi ces documents archéologiques ont-ils été trouvés dans les régions de tradition celtique ? Sur 356 cachets découverts, 317 proviennent des trois Gaules et des Germanies et 24, de Grande-Bretagne. Le traitement des maladies des yeux par des collyres secs est une spécificité de la médecine gauloise tenant à des traditions anciennes et des conditions climatiques. Les oculistes gaulois sont ambulants et ils trouvent plus pratique de transporter les petites tablettes des collyres solides que des médicaments liquides. La trousse de l'oculiste Firmius Severus du musée de Saint-Germain-en-Laye contient des instruments chirurgicaux, des cachets, des collyres, deux petites balances pour peser les ingrédients et des coupelles pour la présentation des médicaments. Il est certain que la découverte de nouveaux cachets permettra de mieux connaître cette pharmacopée antique. Les Germains n'écrivant pas, il demeure seulement quelques stèles germaniques et païennes pour connaître cette époque, particulièrement en Basse-Saxe.

- Les papyrus grecs de médecine

Les ouvrages scientifiques ont-ils souffert et été détruits ? Qu'en reste-t-il ?

Les villes ont laissé peu ou pas de textes antérieurs à l'épanouissement de la culture grecque. Les traditions assyro-babyloniennes ont été égarées. Deux métiers phéniciens rattachés au fonctionne-+ment du sanctuaire d'Astarté à Kition au IVe siècle avant notre ère ont une fonction paramédicale : le « Maître de l'eau » et les barbiers. Le terme phénicien désignant le médecin « Rufé » n'est pas attesté isolément, mais il est connu, car il entre dans certains mots composés, notamment ceux divins. L'exploration de la médecine dans l'Antiquité a deux intérêts : comprendre l'histoire des maladies comme les affections de la colonne vertébrale ou le rétinoblastome, et l'histoire de la science médicale. Ainsi, le silphium, plante miraculeuse, est à rapprocher des panacées que nos officines exposaient il y a 50 ans et de certaines composantes de la médecine orientale.

Les explications du manque de livre à cette époque sont au nombre de deux : la nature du livre ancien est particulière, car il a été recopié à la main par des scribes ; des livres se sont perdus. En l'an 19, l'incendie de Rome détruit le cabinet de Galien. Sa bibliothèque est un trésor. Et le désintérêt relatif pour la recherche s'accentue. En médecine, on s'attache à réunir et à commenter les œuvres d'Hippocrate. Pour pallier la perte des œuvres médicales scientifiques, on collecte et on examine les documents anciens en exploitant les papyrus grecs de médecine. Ce dernier désigne des textes écrits qui datent des IIe et IIIe siècles avant notre ère. L'extrême dispersion des documents scientifiques appelle à consulter ces papyrus.

- La médecine de la Préhistoire au Moyen Âge

Le Musée d'Histoire et d'Archéologie d'Antibes présente un matériel archéologique impressionnant : instruments chirurgicaux, ex-voto, ossements humains montrant des traces d'interventions chirurgicales. Deux cents objets sont présentés : spatules, scalpels en bronze gallo-romains, fibule à visée hémostatique, cachets d'oculistes, calotte crânienne trépanée, statuettes d'Esculape. La médecine antique a trois aspects : médecine magique, médecine sacerdotale et médecine scientifique. Les épidémies, les traitements et le thermalisme sont également présentés. Trois grands thèmes sont également développés : la paléopathologie, l'histoire de la médecine et l'utilisation des plantes médicinales.

- Les plantes médicinales

Leur présentation s'est fait à l'Université René Descartes, à Paris, indiquant les diverses espèces, les parties utilisées, leurs usages traditionnels et actuels, et leurs principes actifs. En vitrine, des plantes médicinales séchées ont été exposées, avec le concours de l'Institut des plantes médicinales de Milly-la-Forêt. La bibliothèque a prêté cinq ouvrages des Ve et XVe siècles. Un herbier de plantes médicinales a été constitué. Il permet aux enfants de se familiariser à la botanique et de connaître les remèdes tirés des végétaux.

<u>Références bibliographiques</u> :

- Doffus M. A., *L'exercice de l'ophtalmologie à l'époque gallo-romaine*, BSNAF, 1963, pp. 107-124.
- Gourevitch D., *Chirurgie obstétricale dans le monde romain : césarienne et embryotomie*, Dasen, 2004, pp. 239-264.
- Moreaux P., *Galien de Pergame. Souvenirs d'un médecin*, Paris, 1985, pp. 24, 154-155.
- Nutton V., *La médecine antique*, Les Belles Lettres (éd.), Paris, 2016, 562 p.

Médecine romaine antique – Quelques pathologies

1- La médecine dans l'Antiquité

Ce sont les îles de la Méditerranée qui sont désignées *pour observer* les relations entre les cultures bordant le monde méditerranéen : Grèce, Chypre en particulier. La nature de l'alimentation a été étudiée par ses effets sur la croissance et la dentition. Les anthropologues disposent d'indications dans les restes végétaux et animaux abondants dans les tombes et les sanctuaires. Ainsi, on a découvert la présence de lotus et de grenades, de pois chiches, de lentilles et de pois, d'olives, figues, raisins, pignons, amandes, noisettes et des céréales. Les fruits à pépins (grenades, figues) ont évoqué la fertilité, la fécondité. Il y a aussi des coquilles d'escargots et des os de seiche. Les auteurs classiques comme Pline ou Dioscoride font partie de la pharmacopée : la Kaamos, Kyprios, Kourtoumia. Plusieurs divinités sont adorées à Chypre comme Reshefs, à la fois dieu maléfique et divinité salvatrice. Apollon, dieu archer, envoie des fièvres et peut aussi en prémunir. Esmoun, dieu guérisseur, dieu roi de la cité, lutte contre ces fièvres. Depuis l'époque romaine, un « dieu très haut » anonyme est invoqué sur des ex-voto de maladies. Parmi les nombreux sanctuaires entre l'époque archaïque et la période romaine, certains présentent des aménagements qui permettent de leur attribuer des fonctions médicales.

À Kition, depuis le IXe siècle avant notre ère, il y a des installations hydrauliques : puits, citernes, réseaux d'égouts. Ce complexe est peut-être en relation avec « le maître de l'eau ». L'eau a un rôle essentiel, symbolique, rituel, et curatif. Cela a été un facteur important dans le développement des cultes.

Quelques cas pathologiques :

Dès le VIe siècle avant notre ère, des figurines de terre cuite montrent des nains obèses, des créatures à demi animales. Les archéologues les ont rapprochés de démons. Ces images sont associées aux cultes des dieux guérisseurs. Ces figurines en terre cuite ont été produites en série dans des moules et ne correspondent pas à des cas cliniques précis. En fait, les plaquettes de calcaire peintes ou sculptées représentent des yeux, des seins, des sexes mâles ou femelles, des pieds et des mains sains et non déformés par la maladie. On ne peut donc pas conclure.

- Fécondité et maternité :

De nombreux objets évoquent toute une symbolique complexe relative à l'eau et au lait maternel. Les eaux souterraines sont associées à la mort et à la renaissance, mais les fleuves nourriciers, comme le Nil, reçoivent les eaux du ciel qui sont des gages de fertilité et le lait, nourriture de la naissance, fait l'objet de croyances obscures aboutissant à l'usage de flacons aux formes parlantes : vases en forme de seins, en forme de femmes aux seins percés d'où s'écoule l'eau. C'est à ces croyances que l'on doit les ex-voto populaires montrant des scènes d'accouchement : petits groupes de terre cuite modelés ou des sculptures de pierre.

- La médecine hippocratique

Le terme phénicien désignant le médecin « Rufé » entre dans des mots composés, surtout des noms divins. Deux métiers phéniciens dont la vocation est paramédicale au IXe siècle avant notre ère sont « le maître de l'eau », responsable des installations hydrauliques au rôle thérapeutique, et les barbiers sacrés qui coupent les cheveux des fidèles qui viennent les offrir à la divinité. Ils pratiquent aussi épilations, rasages, incisions rituelles. Ces métiers combinent magie et recettes empiriques. Le culte d'Asklépios est attesté par une somptueuse statue retrouvée dans une grande résidence de Paphis, « la maison de Thésée » avec tout un ensemble médical autour de ce culte. Une tombe a livré une trousse de petits instruments chirurgicaux en bronze et un ensemble de bouillottes de terre cuite vernissée en forme de diverses parties du corps. Ces bouillottes sont destinées à être appliquées contre la partie du corps correspondante. Ainsi, à la fin de l'Antiquité, les îles de la Méditerranée ont assimilé les connaissances médicales du monde grec et latin.

2- L'Antiquité romaine et le rétinoblastome

Il s'agit d'un cancer oculaire. Le rétinoblastome est un cancer rare, connu tardivement grâce à des statuettes. Sa fréquence est de 1 naissance pour 15 000.
Le rétinoblastome survient au cours des cinq premières années de la vie. Il est le 4e cancer après la leucémie. Cette maladie peut atteindre les deux yeux. C'est d'abord un reflet pupillaire blanchâtre ou un strabisme. Toujours mortelle, la tumeur détruit le globe oculaire, puis va hors de l'orbite. La maladie est souvent héréditaire.
Petrus Pavius d'Amsterdam a fait, en 1897, le rapport d'autopsie d'un enfant de 3 ans, décédé d'un rétinoblastome métastatique. C'est une tumeur congénitale avec une répartition ethnique uniforme. Hippocrate, Galien et Celse ne mentionnent pas cette tumeur. Cependant, le chercheur M. D. Grmek signale une poterie représentant la tête en argile d'un garçon atteint d'une tumeur globulaire. C'est une statuette votive d'un œil exorbité.
Puis, le professeur Théodore Meyer-Steineg de la Faculté de médecine de Iéna a acheté à Cos, des statuettes votives. En 1912, il décrit une petite tête d'argile de 7 cm : l'œil droit est exorbité et dévié vers le bas. Bien sûr, des diagnostics différentiels nombreux ont été proposés. Le diagnostic de rétinoblastome est évoqué. C'est de fait une possibilité. Nous parlons du IIe siècle avant notre ère. Galeone décrit, par ailleurs, en 1938, une autre statuette à Smyrne présentant un rétinoblastome. De même, à ce propos, le musée de Tarente est très instructif.
L'augmentation du volume globulaire droit, c'est l'image d'un rétinoblastome au stade de fundus. Remarquons que le rétinoblastome n'a pas été décrit ni par les auteurs antiques ni à l'époque des pharaons. Ce cancer, non traité, conduit au décès en quelques mois après un envahissement méningé ou par des métastases. Ces deux observations permettent de conclure à l'existence très ancienne du rétinoblastome.
Les pièces anatomiques pour cette étude sont peu nombreuses. Au Ve siècle, l'art grec connaît un moment d'équilibre. Polyclète et les artistes de l'époque hellénistique explorent le pathétique, le trivial. Les terres cuites dites anatomiques reproduisent, quant à elles, des cas cliniques. Nous disposons seulement des deux petites têtes antiques. On observe l'habileté de l'artiste repro-

duisant avec exactitude des signes et un spécialiste pouvant faire un diagnostic, ici, de rétinoblastome. La majorité des terres cuites anatomiques proviennent de Smyrne où il a existé une école de médecine célèbre et un sanctuaire d'Asclépios. Le premier cas provient de l'île de Cos, siège d'un sanctuaire et d'une école célèbre.
Dans l'Antiquité, les grands sanctuaires et les écoles de médecine sont comme des hôpitaux. On peut être à la fois prêtre et médecin. Les malades guéris remercient les prêtres et leur dieu par la dédicace d'ex-voto. Dans ceux-ci, les membres lésés sont représentés sains. Les yeux sont toujours figurés guéris. Ce matériel de terre cuite est aussi un matériel didactique pour entraîner le diagnostic des médecins. Aujourd'hui, il n'existe qu'une seule personne en Suisse allemande capable de reproduire en matériaux colorés les cas cliniques les plus extraordinaires dans le but de l'enseignement.

3- L'opération de la cataracte dans l'Antiquité romaine

C'est l'archéologie qui permet un renouvellement de la documentation concernant la cataracte dans l'Antiquité. En effet, l'étude des instruments utilisés par les chirurgiens a été facilitée par l'archéologie. La découverte de Montbellet est, à ce titre, fondamentale. À Montbellet en Bourgogne, un petit étui en laiton a été recueilli en 1975, dans le lit de la Saône. On y trouve cinq instruments en bronze, décorés d'incrustations d'argent et de cuivre rouge, très bien conservés. Cette découverte confirme ce qu'on connaissait des techniques des anciens pour l'opération de la cataracte.
La cataracte, dans l'Antiquité, est une maladie du cristallin responsable de son opacification progressive aboutissant à une perte de la vue. Il existe alors l'apparition au centre de l'iris d'une tache grise ou laiteuse.
L'Antiquité romaine a vécu sur une idée erronée de l'anatomie oculaire. En effet, les médecins pensaient que derrière l'iris existait un large espace vide et que le cristallin occupait le centre de la cavité oculaire. Mais, du fait des manifestations visibles, comme le changement de couleur du cristallin et la perte de la vue, le diagnostic de cataracte a été précoce même si l'anatomie était incorrecte. Les ophtalmologistes romains ont dû s'attaquer

à la menace de la cécité pour leurs malades. Les données sont très fragmentaires sur les instruments chirurgicaux de l'Antiquité.

- L'opération de la cataracte

Il est invraisemblable que cette opération ait été pratiquée au IVe siècle avant notre ère, sans antibiotique et sans anesthésie. C'est un philosophe Chrysippos d'Athènes qui suggère cette pratique au IIIe siècle : *« Les malades affectés de la cataracte doivent être considérés comme aveugles, alors qu'ils peuvent recouvrer la vue grâce à une opération. »* Aulus Cornelius Celsus décrit l'opération de la cataracte. Pour l'opération, la préparation du patient impose de boire de l'eau pendant trois jours. Le malade est assis sur un siège dans un endroit bien éclairé, la face tournée du côté de la lumière. L'opérateur se place en face et l'assistant tient la tête du malade. Pour avoir l'immobilité de l'œil, on applique un bandeau de laine sur l'œil opposé. Si la cataracte est sur l'œil gauche, on opère avec la main droite. À ce sujet, Celse écrit : *« L'aiguille acérée est enfoncée à travers les deux membranes externes entre la pupille et l'angle de l'œil pour ne rencontrer aucune veine ; il convient d'incliner l'aiguille et de la tourner sur la cataracte ; l'opérateur appuie sur la cataracte et l'abaisse au-dessous de la pupille ; si la cataracte revient, il faut la couper en plusieurs parties ; les fragments constitués restent en place. »*

On retire l'aiguille et on applique un lainage doux imprégné de blanc d'œuf avec des remèdes et on fait un pansement. Le repos est demandé et l'eau doit constituer la seule boisson pendant 3 jours, selon Celse toujours. De fait, nous n'avons aucune description du traitement chirurgical de la cataracte avant celle de Celse à l'époque de Tibère. Compte tenu de ce dernier texte, il ne s'agit pas de l'extraction du cristallin, mais de son abaissement à l'intérieur de l'œil. Cependant, deux des aiguilles de Montbellet ont dû servir à l'extraction de la cataracte, c'est-à-dire du cristallin, car leur structure très particulière correspond aux descriptions laissées au Moyen Âge arabe par les ophtalmologistes islamiques.

- La découverte exceptionnelle de Montbellet.

Ce sont cinq aiguilles en bronze d'aspect identique. Deux caractéristiques sont à considérer : elles ont un excellent état de conservation et le soin apporté à leur fabrication est exceptionnel. La première est fragmentaire, mais elle est vraisemblablement identique aux autres. Toutes comportent une extrémité renflée en forme de sonde. De plus, il existe une série de moulures exécutées autour, dont les arêtes sont alternativement incrustées d'un filet d'argent et de cuivre rouge, métaux dont les couleurs tranchent sur le métal jaune. Le corps du manche, sauf pour une des aiguilles, est creusé d'une moulure en torsade, dans la largeur de laquelle l'artisan a incrusté un fil d'argent. La seule aiguille dont le corps n'est pas torsadé comporte à l'endroit où cette ornementation s'interrompt sur les autres exemplaires, un petit manchon mouluré. Cette partie a pour fonction, comme les torsades des autres aiguilles, de faciliter la préhension des instruments dont l'extrémité active revêt une apparence similaire sur les cinq aiguilles : celle d'une pointe effilée, longue de 24 à 35 mm. À l'examen, deux aiguilles ont révélé une structure particulière : les autres sont massives, la pointe effilée étant simplement introduite en force dans le corps du manche. Ces pointes sont creuses. L'extrémité en forme de sonde fait corps avec un très mince fil métallique qui se prolonge à l'intérieur du manche et passe à l'intérieur de chaque aiguille. Son extrémité apparaît, dans les deux cas, dans un orifice latéral de 1,6 à 2 mm de longueur pratiqué, tout près de la pointe dans le tube extérieur. Si en tenant le corps de l'aiguille d'une main, on retire le filament interne en faisant glisser l'extrémité en forme de sonde vers l'arrière, on transforme l'instrument en aiguille creuse.

Avant la découverte de Montbellet, on avait des textes parlant d'une aiguille creuse pour l'opération de la cataracte. En l'absence de toute précision, des doutes étaient exprimés au Moyen Âge sur cet instrument si particulier. Ces textes avaient *« été délaissés considérés comme obscurs ».* Deux auteurs seulement, Galien de Pergame et Antyllos, en disent : *« La priorité est de soigner le mal ; il est possible de fendre la partie inférieure de la pupille et de sortir la cataracte, et certains ont introduit à l'emplacement de l'opération un tube de verre. »* Ce dernier auteur rapporte dans ces écrits deux méthodes d'extraction du cristallin opacifié. *« L'aiguille creuse se répand dans l'ophtalmologie, quoique la plupart des ophtalmologues utilisent l'aiguille massive traditionnelle. »* Ammar écrit quant à lui : *« L'opération avec l'aiguille creuse, c'est l'introduction de l'aiguille dans l'œil ; l'exécution de la paracentèse avec l'aiguille creuse est la même que celle pratiquée à l'aide de l'aiguille massive ; mais le maniement change, dès l'instant où l'aiguille a atteint l'intérieur de l'œil ; ensuite, il faut abaisser d'abord la cataracte. Mais, lorsque la cataracte est abaissée, au point que la moitié de la pupille soit dégagée et que l'aiguille apparaisse à l'intérieur de l'œil, car elle n'apparaît que lorsque la pupille est libérée, alors regarde de quel côté de la pointe triangulaire de l'aiguille se trouve l'orifice, et amène le vers le haut sur la cataracte ; ensuite donne l'ordre à l'assistant d'aspirer de toutes ses forces, car la cataracte a une consistance épaisse et lorsqu'elle est aspirée, elle reste suspendue à l'orifice de l'aiguille ; si cela est le cas, alors ordonne-lui d'aspirer encore une fois de toute ses forces tandis que tu suis des yeux la cataracte ; aussitôt que la cataracte est parvenue à l'intérieur de l'aiguille, alors retire cette dernière pendant que l'assistant continue d'aspirer comme avant jusqu'à ce que l'aiguille soit entièrement sortie de l'œil et la cataracte avec elle ».* Cette description faite par le chirurgien Ammar dans son traité d'ophtalmologie nous fournit de façon extraordinaire le mode d'emploi d'une aiguille creuse analogue à celles de Montbellet. Toutefois, la pointe de l'aiguille creuse est façonnée en 3 facettes, comme les aiguilles massives, et c'est sur l'une de ces facettes que se situe l'orifice qui permet l'aspiration.

La découverte de Montbellet montre que l'aiguille creuse pour opérer la cataracte n'a pas été inventée par Ammar. Ce type d'instrument était déjà connu de l'Antiquité, mais son usage était tombé en désuétude à l'époque des premières sources arabes.

Dans quelles conditions peut-on aspirer un cristallin complet mesurant 9 mm de diamètre pour 4 mm d'épaisseur dans une aiguille dont l'orifice et le diamètre interne ne dépassent pas 1 mm ? Il faut convenir que l'opération ne peut réussir que dans des conditions particulières : celle d'une cataracte molle et juvénile. Or, aucun auteur ne souligne cette condition de réussite. Aucun auteur ne parle d'un percement de l'enveloppe du cristallin, ce qui en faciliterait considérablement l'aspiration. L'aspiration du cristallin semble toujours avoir représenté pour les ophtalmologistes une opération difficile, risquée et peu courante, n'ayant été pratiquée que par très peu de médecins et abandonnée au XIVᵉ siècle. Le principe de cette opération ne réapparaîtra qu'au XIXᵉ siècle. Le point le plus important demeure la permanence de cette idée : le cristallin opacifié peut être soit abaissé, soit extrait. La découverte de Montbellet prouve que cette opération est pratiquée au début de l'Empire romain. Elle étaye l'hypothèse que ce principe remonte vraisemblablement à la médecine hellénistique. Toutefois, l'extraction du cristallin reposant sur une sous-estimation de sa taille et une conception anatomique erronée n'a pu réussir que dans des cas exceptionnels.

4- Les fleuves guérisseurs

Les sources des grands fleuves s'accompagnent d'autels, car l'eau est un bienfait indispensable à la vie. Un culte particulier s'attache aux sources d'eaux chaudes et aux lacs. Selon Sénèque, les Romains du premier siècle de notre ère attachent une grande importance aux eaux naturelles. Un demi-siècle plus tard, Frontin, intendant des aqueducs alimentant les villes, dira que le culte des sources est pratiqué avec piété. On leur rendait un culte en croyant qu'elles guérissaient les malades. Ce sont de vieilles croyances reposant sur les caractères mystérieux de ces eaux qui sortent de terre sans lesquelles les hommes ne peuvent pas vivre.

- Les eaux purifiantes :

Les sources du Tibre sont dans les Apennins, à 350 km au nord de Rome. Les Romains leur ont attribué des vertus curatives. Le poète Yibulle s'inspire de la vieille idée qu'une maladie est provoquée par une souillure invisible, dont l'eau du fleuve peut débarrasser le malade. Ceci suppose des bains dans le fleuve. Ainsi, de la purification matérielle, on passe à la purification morale.

- Les bienfaits de l'eau froide

À l'époque d'Auguste, certains médecins à Rome pratiquent une médecine « laïque » sans renoncer à la médecine traditionnelle, particulièrement à celle reposant sur l'eau, soit froide, soit chaude. En 25 avant notre ère, Auguste qui est de santé fragile devient gravement malade. Il est soigné d'abord par des compresses d'eau chaude, mais sans succès. Le médecin Antonius Lusa le sauve en lui prescrivant des compresses d'eau froide et de l'eau de boisson froide. Le succès vaut à Lusa une statue dans l'île Tibérine auprès du temple Esculape. Mais, pour soigner le neveu et gendre d'Auguste, cela a été un échec. Suite à la grande vogue suscitée par cette thérapeutique, l'empereur Claude, faisant campagne pour faire élire un jeune homme, a motivé son attitude, car le père de ce jeune lui a donné de l'eau froide à un moment où il était malade. L'eau froide est considérée comme une panacée et tous les Romains boivent de l'eau froide le matin du 1er juin pour se préserver contre toute maladie, surtout la goutte.

- Et l'eau chaude du Tibre ?

Après l'annexion de Rome, le royaume d'Italie fait de grands travaux pour mettre les bas quartiers de la ville à l'abri des crues du Tibre. Le fleuve est enserré entre d'immenses quais. Il devient un chenal artificiel. Beaucoup d'objets de toutes les époques y ont été découverts. En 1887, sous la pointe nord de l'Aventin, on a recueilli plus de deux cents petites coupes antiques qui ont servi à boire l'eau du fleuve et ont été jetées après usage. Quant au but médicinal de l'eau chaude du Tibre, c'est la légende du Sabin.

5- Les affections de la colonne vertébrale

Les vertébrés ont une colonne vertébrale. Cela les définit. L'homme est le seul vertébré à marcher debout. Les conséquences sont majeures. L'accroissement de la masse cérébrale et les deux pieds antérieurs deviennent des mains. Ainsi, la verticalisation du rachis rend possibles deux autres traits distinctifs de l'homme : la céphalisation avec l'accroissement de la masse cérébrale et la transformation de deux pieds en main. Toutefois, les inconvénients existent : la fragilité du rachis et certaines affections typiquement humaines. La verticalisation du rachis crée un point faible dans la région lombo-sacrée et la céphalisation est responsable de la moindre résistance de la région cervicale. Les affections du rachis sont très fréquentes et

inévitables avec l'âge. Lors de la phylogenèse, la colonne vertébrale doit être à la fois un endosquelette qui sert de support mécanique au système de locomotion et un exosquelette hébergeant, et protégeant le système nerveux central. L'ossification de la corde dorsale primitive forme un chapelet de segments articulés. Le rachis a une double fonction : permettre des mouvements complexes et tolérer le libre passage des racines nerveuses. Les affections supportées au niveau du rachis sont très fréquentes : l'ostéophytose, la spondylarthrose, la cyphose, la lordose, la scoliose, le spondylolisthésis, les hernies des disques intervertébraux, la compression des racines rachidiennes.
L'homme est un vertébré vertical. Les anciens Romains et Grecs ignorent le concept des pathologies vertébrales. Jean-Baptiste Lamarck, en 1806, a introduit le *« tableau du règne animal »*.
Aristote accorde peu d'intérêt à la colonne vertébrale. Grâce à Hippocrate, les écrits de la *« collection hippocratique et le traité des articulations »* témoignent de la connaissance détaillée de l'anatomie normale et des fonctions mécaniques de la colonne vertébrale au Ve siècle avant notre ère. Y sont décrits les incurvations rachidiennes, les traumatismes et les modalités de leur traitement orthopédique. Ce sont des écrits qui datent du Ve siècle avant notre ère.
Le traité *« Des articulations »* est attribué à Hippocrate avec certitude. Ce traité est accompagné d'illustrations explicatives à partir de l'époque alexandrine. Cette iconographie est connue par les planches coloriées ornant le Codex chirurgical de Nicétas. Elles accompagnent le commentaire du *« des articulations »* rédigé par le médecin alexandrin Apollonios de Kition au Ier siècle avant notre ère. Sur trente images illustrant le traitement antique des luxations, cinq se rapportent à la colonne vertébrale. Deux montrent le patient suspendu à une échelle, position pour laquelle Hippocrate est septique.
Trois images représentent le patient couché sur le ventre et tenu en extension par deux aides, tandis que le médecin opère manuellement la réduction des vertèbres. Hippocrate se sert de cette technique en cas de gibbosité suite à une chute. La structure et la fonction du rachis ont été résumées par Galien qui a exercé à Pergame et à Rome au IIe siècle de notre ère. Dans son livre magistral *« De l'utilité des parties du corps humain »*, Galien

décrit en détail la forme, la structure de la colonne vertébrale. Les textes de Galien ne sont jamais accompagnés d'images.

- Le squelette humain

Le squelette humain est représenté dans les œuvres d'art romain comme le symbole du caractère fugace de la vie. Des squelettes en forme de petites poupées en bronze existent au musée des Thermes à Rome et au musée archéologique de Lecce. De toute l'ancienne iconographie scientifique du squelette, il ne nous reste qu'un schéma de la série de cinq diagrammes anatomiques, dont les copies se trouvent dans plusieurs manuscrits médiévaux latins et persans. Il ne faut pas se laisser tromper par l'aspect simpliste, la naïveté de ces figures. Il s'agit en fait des diagrammes qui illustrent de façon schématique les relations structurales. Sur ces images, la forme de la colonne est rendue avec imprécision anatomique : l'échine y est un bâton rigide, sans courbure physiologique, mal articulé aux côtes et au bassin, et trop court dans sa partie lombaire. La forme de la colonne est rendue avec imprécision anatomique : elle n'est pas composée d'articulations flexibles. La « larua conuialis » d'une mosaïque de Pompéi est célèbre. Dans toute l'iconographie antique du squelette, il n'y a aucun cas de difformité rachidienne.

- La fausse pathologie

C'est en particulier l'exemple de structures situées dans le bas-relief d'une lampe à huile romaine du musée Vivenel de Compiègne, car la forme ronde de l'espace amène l'artiste à courber anormalement le dos du personnage. La bosse est un élément caricatural sans intérêt médical. Le bossu gravé sur un miroir étrusque de Tarquinia a une gibbosité prononcée, un thorax en entonnoir, des bosses crâniennes et des pieds rabougris, l'ensemble de cet aspect chétif évoquant le rachitisme.

- Les nains bossus

La gibbosité a fasciné les artistes de l'Antiquité. Le nanisme et la gibbosité orientent vers une dysplasie de squelette. Citons la statuette hellénistique en bronze du musée Saint-Raymond à Toulouse. C'est un nain qui marche avec un vase dans une main et un coq dans l'autre. La présence du nanisme oriente le

diagnostic vers une dysplasie du squelette. Il s'agit probablement de la dysplasie métatropique de Pierre Maroteaux. Aussi, il ne faut pas confondre la dysplasie et la tuberculose. Il faut se montrer prudent dans l'interprétation.
La plus belle représentation antique d'un bossu est un buste en marbre du musée Torlonia à Rome. Le contraste entre la perfection du visage et la déformation atroce du tronc, la cyphoscoliose, la poitrine en tonneau, l'absence de membre rendent difficile le diagnostic. Les historiens de l'art sont convaincus que c'est une sculpture romaine de l'époque d'Antonin le Pieux et on ne connaît pas l'identité du sujet représenté. Quant à Ésope, sa laideur et sa bosse sont représentées sur un vase antique du Vatican. Il est en conversation avec un renard. Il s'agirait d'ostéochondrodystrophie, la maladie héréditaire de Toulouse-Lautrec.

- La cyphoscoliose et la fusion des vertèbres.

Dans l'Antiquité, le rachitisme est très rare autour de la Méditerranée. Dans les déformations du rachis, il faut envisager le rachitisme et l'ostéoporose, avec cyphose discrète et une très forte lordose. Cette affection est liée à une carence en vitamine D et au manque d'ensoleillement. Il faut évoquer le rachitisme vitamino-résistant lié à une affection intestinale ou hépatique, ou d'origine héréditaire. La période des sculptures et des terres cuites peintes se situe entre le Ve siècle avant notre ère jusqu'au début de notre ère. Chez les personnes âgées, l'incurvation du dos résulte souvent de l'ostéoporose et de la dégénérescence intervertébrale.
Le cabinet des Médailles à Paris possède une terre cuite d'origine hellénistique. L'image est celle d'un vieux pédagogue, fortement courbé, tenant par la main son élève et absorbé par une marche pénible. On peut évoquer l'hyperostose ankylosante (maladie de Forestier) ou la maladie de Marie-Strümpel-Bechterew.
Au Musée du Louvre, se trouve une figurine en terre cuite provenant de Smyrne. Il s'agit d'un homme sans cou : c'est le syndrome de Klippel-Feil, anomalie congénitale du rachis cervical où la cage thoracique remonte jusqu'à la base du crâne.

- La tuberculose, les cas énigmatiques

Les questions de bosse du rachis sont souvent insurmontables. Si la bosse est angulaire, on évoque d'abord la maladie de Pott, une tuberculose du rachis.

Toutefois, sur une œuvre d'art, rien ne distingue la bosse tuberculeuse, de la bosse de la spondylarthrite ou infectieuse, dans beaucoup de cas de paléopathologie. Nous ne saurons jamais de quoi a souffert le modèle.

Dans le cas d'une bosse ample, ronde, associée à une maigreur sans autre signe, le diagnostic est vague. Il existe une statuette romaine en bronze du musée archéologique de Berlin qui montre cette pathologie. Si la bosse est angulaire, cela évoque une maladie de Pott, une tuberculose vertébrale. Au musée de Berlin, il existe une autre statuette en bronze datant de 200 avant notre ère : le malade est accroupi sur un rocher, il est maigre et sa gibbosité est forte. On évoque le mal de Pott.

En fait, rien ne distingue sur une œuvre d'art une bosse tuberculeuse d'une bosse due à une spondylite d'origine traumatique ou infectieuse non spécifique. Si la forme de la bosse ne suffit pas, il faut appuyer le diagnostic sur des signes extravertébraux.

- Dans le monde gréco-romain

Kalin Wells a cru avoir cette bonne fortune. Il a examiné une terre cuite au Musée du Louvre représentant un bossu avec les traces de l'abcès du psoas évoquant la tuberculose du psoas, signe qui réduit le doute dans le diagnostic de tuberculose vertébrale. Grmek évoque que, souvent, des hypothèses sont avancées. Pour les deux petits bossus de Smyrne, la gibbosité est effectivement nettement angulaire, mais il n'y a aucune trace de l'abcès du psoas. La maladie de Pott reste possible. On est tenté de parler de la tuberculose dans le cas d'une statuette romaine en bronze trouvée récemment à Quimper. Ce n'est pas vraiment un bossu. Il n'y a qu'une cyphoscoliose discrète, non pottique, mais son abdomen et son scrotum sont gonflés, peut-être hydropiques. Ainsi, apparaît la possibilité d'une tuberculose non pottique. Il existe beaucoup d'incertitudes. Comme dans beaucoup d'autres cas de paléopathologie et d'iconodiagnostic, nous ne saurons jamais de quoi a vraiment souffert le modèle qui a inspiré l'artiste créateur de cette statuette.

Références bibliographiques :
- Bergmark G., *Nordisk Museum*, 1947, pp. 325-326.
- Gerhard, *Etruskisce*, Spiegel, vol. V, 1897.
- Gourevitch D. & M., *« Terres cuites hellénistiques d'inspiration médicale au Musée du Louvre »*, in *Presse médicale*, 1963, 71, pp. 2751-3752.
- Gourevitch D., *Le mal d'être femme. La femme et la médecine dans la Rome antique*, Les Belles Lettres (éd.), Paris, 1984, 276 p.
- Nutton V., *La médecine antique*, Les Belles Lettres (éd.), 2016, 562 p.
- *Skeletal dysplasias*, New York, Liss, 1982, p. 2.
- Towneley, 1959, 4-15, 2, British Museum.

La chirurgie de guerre durant l'Antiquité

Certains hommes ont rappelé l'existence d'une humanité bienfaitrice au cœur des combats. Ce chapitre précise l'histoire de la chirurgie de guerre durant la période antique : ses aspects militaires et médicaux en précisant la place des chirurgiens auprès des armées.

- Les blessures

Depuis la Préhistoire, les batailles occasionnent des blessures : c'est le début de la traumatologie. Les affrontements sont particuliers. Le système de combat grec se caractérise par l'organisation en masses compactes appelées phalanges. Les fantassins sont armés d'une lance et d'un bouclier. Ce système a fonctionné du VIe au IIe siècle avant notre ère. Chaque combattant est protégé par un large bouclier de bois recouvert de bronze. Celui-ci se tient de la main gauche. De sa main droite, le phalangiste tient une pique dont la longueur varie de 2 à 5 mètres. Lors du choc frontal entre deux phalanges, les combattants de la première ligne cherchent à blesser leur homologue par de puissants coups d'estoc (avec la pointe et le tranchant de l'épée). Les plus meurtriers pénètrent la gorge, la face, les cuisses, l'entrejambe.

Le fantassin est cuirassé, il craint peu les coups mortels, mais il est blessé aux membres. Seule, l'infection peut entraîner la mort. Pendant la période hellénistique (civilisation grecque), les armées qui ont succédé à Alexandre se sont affrontées selon le même schéma.

Les premiers combattants de Rome se battent également selon les principes grecs, c'est-à-dire en phalanges. C'est Camille (IVe siècle avant notre ère) qui a modifié l'organisation de bataille de l'armée romaine. Il existait alors trois lignes distinctes appelées *triplex acies.* Cela a succédé à l'ordre hoplitique.

D'une armée de lanciers, la légion romaine évolue en une armée d'épéistes protégés par un large bouclier appelé *scutum*. Le légionnaire lance d'abord sur l'ennemi son ou ses deux *pila*, puis il vient au contact de l'adversaire, le corps ramassé derrière son scutum, frappant de taille ou d'estoc avec son *gladius*. Cette arme est exceptionnelle par sa qualité et mesure cinquante centimètres avec une largeur au niveau de la garde de six centimètres. La pointe peut s'étendre sur vingt centimètres : c'est une excellente arme d'estoc capable de percer les cuirasses de bronze. L'acier de la lame provient des mines espagnoles, dont Rome prend le contrôle au IIe siècle avant notre ère. Elle est d'une solidité exceptionnelle. Chaque légionnaire romain dispose de cette arme, alors que seul, les princes barbares s'offrent des lames de qualité équivalente. Les Romains portent le *gladius* au côté droit de leur ceinturon, à l'exception des officiers qui ont des armes plus longues. Le soldat doit tenir son arme à la manière d'un poignard et donner de puissants coups d'estoc de haut en bas. Cette arme solide est particulièrement redoutée pour les larges blessures qu'elle inflige. Tite-Live emploie le verbe *caesa est* qui signifie haché ou tranché, ceci étant à l'origine du mot *césarienne* pour décrire le sort de la phalange macédonienne face aux légions romaines lors de la bataille de Pydna en 168 avant notre ère. L'histoire de Rome a connu autant de conflits avec des peuples étrangers que de guerres civiles. Les chirurgiens militaires des légions sont donc habitués aux effets dévastateurs du *gladius* romain.
Parmi des barbares, les peuples de l'Orient sont réputés pour leur aisance au maniement des armes de jet. Carrhes (53 avant notre ère) est une terrible défaite des Romains face à une armée Sparte composée surtout de cavaliers et d'archers. Les traits et pointes de flèches pénètrent profondément les muscles en raison d'une énergie cinétique concentrée en une surface particulièrement réduite. Le coup est le plus souvent létal lorsqu'il atteint la partie médiane du corps, comme celui qui a été fatal à l'empereur Julien (363 de notre ère). Au niveau des membres, c'est l'infection qui peut menacer la vie. L'extraction des pointes de flèche ou de javelot était laborieuse et très douloureuse. Elle nécessite tout l'art d'un chirurgien qui pratique des incisions supplémentaires et se munit d'instruments appropriés.

En Occident, Gaulois, Germains, Ibères, Daces combattent surtout armés de lances et de glaives, comme les Romains. Toutefois, ils sont moins organisés. Ils sont réputés pour leur férocité, lorsque l'effroi et le choc du premier assaut n'entraînent pas la déroute des ennemis, ce que la discipline romaine interdit, ils manquent souvent de ressources, d'énergie pour résister à la contre-attaque. Il existe une similitude dans l'armement et dans les techniques de combat, auxquels il faut ajouter une férocité naturelle. Ces peuples deviennent de très bons auxiliaires des légions romaines. Les barbares thraces et daces ont effrayé leurs adversaires romains avec des faux destinées à couper les membres des légionnaires avant que ceux-ci aient pu parvenir à une distance suffisante pour utiliser le *gladius*. De même, au XXIe siècle, un blessé plus qu'un mort encombre et désorganise une première ligne, surtout si la blessure est terrifiante et de nature à l'empêcher définitivement de tenir une arme.
Les combattants de l'Antiquité, sauf en Orient, sont le plus souvent des fantassins cuirassés, armés d'une lance ou d'une solide épée. Avec, ils portent des coups d'estoc au niveau du tronc et des coups de paille au niveau des membres causant de très graves blessures, tandis que les armes de jet sont moins souvent mortelles, même lorsqu'elles frappent aux défauts de la cuirasse. Gabriel R. et Metz ont comparé la force d'impact des différentes armes employées à cette époque. De toutes les armes antiques, le glaive romain frappant de taille est le plus puissant avec une force d'impact de 1,5 kg par cm^2. Il faut le comparer aux 750 g/cm^2 du même glaive frappant d'estoc et aux 750g/cm^2 d'une flèche. Pikoulis A. et al ont illustré ce fait en étudiant les 147 blessures décrites dans l'Iliade qui est le seul document antique permettant d'établir de telles statistiques. Ces auteurs ont retrouvé une mortalité de près de 80 % après blessures par lance, de 100 % par épée et de 42 % par flèche. Les chirurgiens militaires antiques exercent leur art auprès de blessés gravement atteints par des coups de lance ou d'épée, souvent au niveau des membres ou plus légèrement par des armes de jet, balles et frondes, javelots et flèches.

- Esculape et la traumatologie

Asclépios, ou Esculape, est, selon *l'Iliade*, le meilleur des médecins. Par ses soins, les blessés échappent aux griffes de la mort, usurpant par là un privilège réservé aux dieux. Si *l'Iliade* décrit une chirurgie essentiellement humaine, plusieurs sont redevables d'une intervention divine. Durant toute la période, incantations et prières s'associent naturellement à l'exercice de la médecine.

Cette pratique mêle empirisme et magie. L'âge classique insuffle rigueur et démarche scientifique. L'étude de l'anatomie est due à Alciméon de Crotone qui a pratiqué les premières dissections de l'Histoire, vers 500 avant notre ère.

Hippocrate est la figure titulaire de cette période. Il serait né vers 460 avant notre ère à Cos, île où Asclépios est particulièrement vénéré. Son œuvre, le *Corpus hippocratique,* comporte soixante traités dont six sont consacrés à la chirurgie. Comme fondement de sa doctrine, la théorie des humeurs explique les maladies comme le déséquilibre entre différents fluides. L'art médical doit alors aider la nature à rétablir cet équilibre. Dans le cas spécifique des traumatismes, la chirurgie est recommandée et doit s'attacher à remettre en état ou aider la nature à restaurer cet équilibre. Dans le cas des traumatismes, la chirurgie est recommandée et doit s'attacher à rétablir ou aider la nature. La science diffusée par le *Corpus hippocratique* jette les fondations de la médecine et de la chirurgie modernes. Notre étude se porte sur les propositions thérapeutiques contenues dans chacun des traités se rapportant à la traumatologie, ce qui est nécessairement étudié et connu des chirurgiens militaires antiques.

Dans son traité intitulé *Des plaies de la tête*, Hippocrate recommande, en premier lieu, l'interrogatoire rigoureux du patient afin de déterminer la localisation exacte du traumatisme, quand l'inspection ne le permet pas. La clinique est détaillée. Elle apprend à distinguer confusion et altération de la conscience, et décrit la sémiologie épileptique marquée par la décussation des voies motrices. Il distingue cinq sortes de plaies crâniennes, en indiquant celles qui nécessitent trépanation et celles permettant l'abstention. Si le type de fracture l'indique, quel que soit l'état neurologique du patient, la trépanation doit être réalisée dans un délai de trois jours après le traumatisme, car la théorie des humeurs exige l'évacuation des collections sanguines susceptibles d'amener à la prudence et ignore le mécanisme de la compression cérébrale retardée. Quand les récits manquent, l'archéologie nous renseigne sur ces premières opérations de neurochirurgie. En Grèce et en Anatolie, ont été retrouvés des crânes d'homme de l'âge de bronze (IIIe-IIe millénaire avant notre ère) portant des traces de trépanation en rapport avec des stigmates de traumatisme crânien antérieur. Au moins quatre techniques ont été décrites, et la plupart des patients ont survécu à ces interventions. Ils ont cicatrisé.

Dans *Des plaies*, le rôle fondamental des bandages est rappelé. Il est recommandé de nettoyer les plaies à l'eau claire mêlée avec du vin, puis de les sécher, car, selon la théorie des humeurs, l'élément sec est associé à la santé et l'humide, à la maladie. Pour prévenir l'infection, les fils de suture doivent être trempés dans de l'huile d'olive chauffée. Les bandages doivent être étroitement serrés afin de réaliser l'hémostase et de prévenir également la formation de collections d'abord hématiques, puis éventuellement purulentes. Néanmoins, en cas de nécessité, les bandages doivent être régulièrement changés et fendus, afin de laisser sourdre la purulence, action bénéfique qui traduit pour l'époque l'équilibre des humeurs. Dans son livre *Des fractures*, les soins de réduction et d'immobilisation, à pratiquer en cas de fracture, sont décrits. Une large part de ce traité est consacrée aux fractures articulaires. Le principe fondamental est de restituer une anatomie « conforme à la nature », c'est-à-dire le plus souvent en position droite, maintenue à l'aide de moulages et de bandages.

Dans son traité *De la chirurgie*, Hippocrate expose les conditions adéquates pour l'exercice de la chirurgie. L'éclairage doit être suffisant, à proximité d'une large croisée. Les bandages doivent être propres et non souillés. Une table est destinée à recevoir le patient et au moins une autre table sert à disposer les instruments. Les instruments en bronze ou en fer doivent être limités aussi bien en nombre qu'en complexité, afin d'en faciliter à la fois l'usage, l'entretien, le remplacement et le transport. De plus, le chirurgien dispose, dans ce lieu d'accueil du blessé, de médicaments souvent à base d'opium permettant une anesthésie rudimentaire.

Dans le *Corpus hippocratique*, l'invention et l'usage d'instruments spécialisés destinés à la chirurgie de guerre sont rapportés, comme la cyasthique de Dioclès (IIIe siècle avant notre ère) qui permet le retrait de flèches sans incision délabrante et cruelle, ou la description d'interventions complexes témoignant de l'étonnante sophistication du monde chirurgical. Le Romain Paul d'Égine (VIe siècle avant notre ère) décrit avec précision comment réaliser une trachéotomie qu'il nomme laryngotomie et dont il attribue la paternité au chirurgien grec Antyllus (IIIe siècle de notre ère). La technique a peu évolué depuis 2 000 ans.
Pour réaliser l'hémostase des plaies, la ligature artérielle est une technique chirurgicale déjà connue de Celse (Ier siècle avant notre ère-Ier siècle après). Le saignement sur le champ de bataille ou pendant une intervention est également contrôlé à l'aide de bandages fortement compressifs et de garrots. Galien recommande en outre l'application d'éponges trempées dans l'asphalte, puis brûlées. Ayant l'expérience et respectant l'injonction d'aider ou de restaurer la nature, les principes énoncés il y a plus de deux mille ans restent applicables de nos jours. C'est vrai pour l'installation et le nettoyage chirurgical, l'immobilisation et la réduction des fractures.

- Les chirurgiens militaires

Les premiers chirurgiens militaires semblent avoir été également des combattants. Machaon et Podalire, fils d'Esculape, sont deux médecins de l'armée grecque dans *l'Iliade*. Homère chante le désarroi d'Eurypile qui *« cruellement blessé, languit sans médecin »*, car l'un, Machaon, a été blessé par Pâris, tandis que l'autre, Podalire, se trouve *« dans les rangs, la lance à la main »*. Combattants dotés d'un art et d'un savoir précieux, leur importance est reconnue comme le montre l'injonction d'Idoménée Nestor au sujet de Machaon. *« Sauvons ce médecin qui nous est nécessaire. Seul, il en vaut plusieurs, son secours salutaire soulage les blessés, car il sait avec art panser une blessure, en extraire le dard. »* Ils ne semblent plus prendre part aux combats, mais sont des professionnels engagés le temps d'une campagne ou au service d'un capitaine.
Xénophon est ainsi accompagné de plusieurs médecins lors de son Anabase. L'Athénien nous fait connaître la présence de

médecins grecs exerçant auprès des princes perses qui s'affrontent à Counaxa (401 avant notre ère). Ctésias, Grec d'Ionie, soigne ainsi Ataxerxès blessé à la poitrine par un javelot. Ces médecins grecs sont estimés pour leur art qu'ils exercent de préférence auprès d'un prince ou d'un capitaine qui les engage, plutôt que d'être attachés aux armées de leurs nations. Néanmoins, ils ne sont pas exclus des règlements militaires et Xénophon rapporte que le mythique législateur spartiate Lycurgue (IXe et VIIe siècles avant notre ère) a réglé leur localisation et place : *« Sous la même tente étaient les devins, médecins, joueurs de flûte, chef de troupe, etc. »*
D'autres chirurgiens ont assuré leur place dans l'histoire en veillant sur la santé des grands capitaines qui les ont engagés : Critoboule soigne l'œil de Philippe de Macédoine (382-336 avant notre ère) jusqu'en Inde. Aux côtés de ces célébrités de la médecine d'alors, il est probable que d'anonymes chirurgiens ont suivi également les combattants qui ont pu se cotiser pour les engager.

Par ailleurs, les armées des cités des états grecques sont constituées de citoyens et il ne semble pas que des médecins aient été exceptés de leurs devoirs militaires. Nombreux ont dû être les hoplites capables de manier aussi bien la lance que le scalpel.

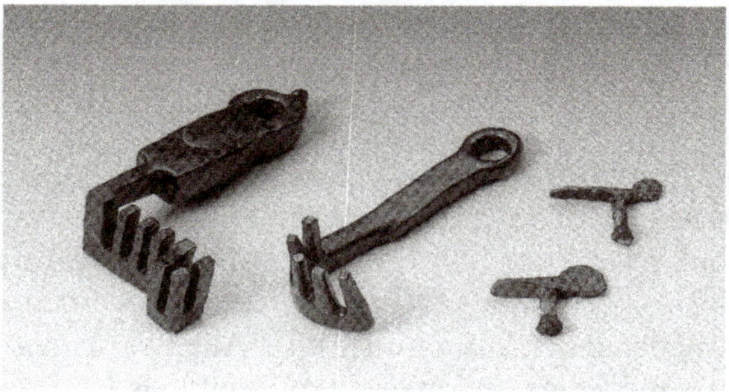

L'équipement : des clefs et une serrure (environ 8 cm).
Elles ont servi pour un coffre dans lequel ont été entreposés des documents officiels ou de valeur, de l'or, des monnaies (Varusschlacht im Osnabrücker Land Gmbh Museum und Park Kalkriese. Photo © C. Grovermann.)

À Rome, chirurgiens et médecins sont le plus souvent d'origine grecque. La considération pour leur auteur assure une place dans la société, à laquelle aucun autre étranger ne peut prétendre. Ainsi, Archagatos de Sparte, qui a été le premier médecin à s'installer à Rome (fin du IIIe siècle avant notre ère) aurait reçu de l'État de quoi exercer son activité. Sa science chirurgicale lui a valu le nom *vulnerarius*, littéralement le médecin des plaies.

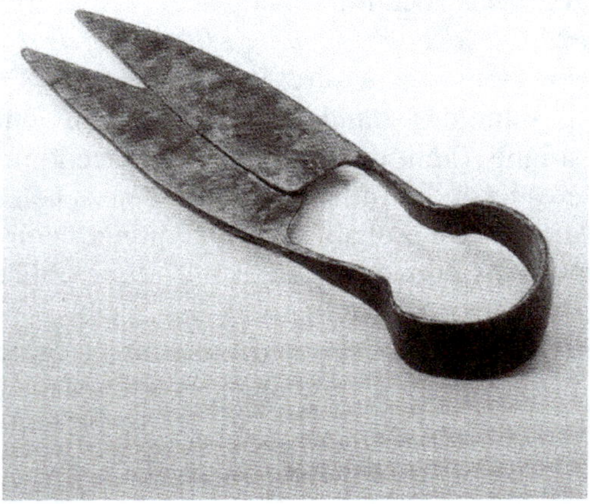

L'équipement : des ciseaux en fer. Ils ont appartenu à la vie quotidienne.
Les Romains ont tout perdu au Teutobourg et les Germains n'ont pas tout pris (Varusschlacht im Osnabrücker Land Gmbh Museum und Park Kalkriese. Photo © C. Grovermann.)

Aesculape de Biyhini (IIe-Ier siècle avant notre ère) a exercé son art auprès des légions et a refusé de rejoindre le roi Mithridate en guerre contre les Romains. Il a acquis l'amitié des plus hauts personnages, dont Crassus et Cicéron. César a accordé le droit de cité aux médecins et aux chirurgiens. Auguste, quant à lui, a exempté les médecins de son édit expulsant tous les étrangers de la ville que la disgrâce menaçait. Antonius Musa, Grec affranchi devenu médecin d'Auguste, a reçu le droit de porter l'anneau d'or des chevaliers et l'honneur d'une statue. Il est toutefois étonnant que César ne fasse aucune mention du rôle de ces praticiens dans ses *Commentaires sur la guerre des Gaules*. Les Romains minimisent ou occultent systématiquement leurs pertes au combat, car elles dissonent avec le mythe du peuple-roi appelé à gouverner le genre humain. Ce n'est pas sur l'Arc de Constantin (315 de notre ère) qu'a été représenté pour la première fois un Romain mort. En ce qui concerne les blessés, le tabou est similaire, excepté quand le récit peut servir à magnifier un personnage et à émouvoir le citoyen. Deux siècles plus tard, Plutarque se fait l'écho de la grandeur d'âme d'Antoine parcourant l'infirmerie de son armée tombée dans une embuscade de Parthes, réconfortant les uns, pansant les autres, mêlant ses larmes et recueillant les soupirs des mourants. Dans son *Panégyrique* de Trajan, discours obligé de remerciements à l'Empereur pour l'avoir nommé au Sénat, Pline le jeune (113 de notre ère) rapporte la même tendresse de la part de l'empereur Trajan visitant ses blessés. À Rome, la chirurgie militaire comporte ainsi une dimension autant politique que stratégique.

L'avènement du principat et la fin d'un siècle de guerre civile ont été accompagnés de la réorganisation en profondeur de l'armée romaine. Sous Auguste (63 avant notre ère-14 après), un véritable service de santé voit le jour. Son organisation nous est connue et nous surprend par sa modernité. Des *« mercis »* militaires engagés pour seize ans accompagnent les citoyens romains au combat à raison d'un *medicus* par cohorte ou par aile de cavalerie. Une spécialisation chirurgicale existe alors sous la forme de *vulnerarii* aptes à traiter les blessures. Leurs aides prennent le nom de *capsarii*, terme issu de capsa qui désigne la trousse de chirurgie.

Après les premiers soins probablement donnés sur le lieu du combat ou directement à l'arrière, chaque légion dispose d'une infirmerie sous la responsabilité de l'*optio vulnerarii.* Des hôpitaux appelés *valetudinaria*, parfois considérables, regroupant les soldats convalescents, sont installés tout le long des *limes*, la frontière de l'Empire. En cas d'afflux ou en prévision d'une offensive, les villes et territoires de l'arrière reçoivent les convalescents afin de libérer la place pour de nouveaux arrivants. Des chariots sont destinés au transport des blessés. C'est Velleius Paterculus (Ier siècle de notre ère) qui le rapporte. Il est historien et général romain qui sert sous Auguste et Tibère. Il en aurait lui-même bénéficié.

Plus tardivement dans l'histoire romaine, l'empereur Maurice (règne de 582-602 de notre ère) organise un corps de cavaliers, appelés *deputati* qui a pour mission d'extraire les blessés aussi rapidement que possible de la ligne de front. Il convient de rappeler que les ambulances volantes de Larrey sont nées durant les guerres napoléoniennes[25].

Enfin, sur chaque navire de guerre à cinq rameurs par banc de nage dont l'organisation de l'équipage est calquée sur celui de la légion, un *medica* embarqué assure les soins du bord. Cette organisation existe déjà dans la marine rhodienne, la plus fameuse de la période hellénistique, où un *iatros* a les mêmes fonctions. La solde est prélevée sur le *fiscus*, le trésor impérial. Défense est faite aux médecins et chirurgiens militaires de réclamer leurs honoraires aux soldats. L'empereur Aurélien (règne de 270-275 de notre ère) a formulé ainsi sa demande : *« Que chaque soldat serve son camarade ; qu'ils soient traités gratuitement par les médecins « amedicis graytiscurentur ».* En échange, ils sont exemptés de nombreuses charges civiles comme le rappelle le code de Justinien (527-565). Cela n'empêche pas les officiers et les empereurs d'engager pour leur service personnel les médecins les plus réputés. Cette organisation bénéficie à tous les combattants en Occident et perdure longtemps en Orient.

- La modernité de la chirurgie

La science chirurgicale antique est d'une étonnante modernité. Fondée sur la théorie des humeurs, enrichie par l'école de l'expérience, la chirurgie de guerre est une thérapeutique traumatologique de bon sens qui sait arrêter les saignements par la compression, prévenir les infections par le nettoyage des plaies, réduire et immobiliser les fractures. Les chirurgiens antiques sont également capables de réaliser des opérations complexes en disposant d'outils conçus spécifiquement pour leur pratique. Preuve de leurs mérites, le roi de Sparte Angésilas II (444-360 avant notre ère), que Plutarque place parmi les plus grands capitaines, meurt octogénaire, le corps sans doute couvert de

[25] Larrey propose ses ambulances volantes au Comité de salut public qui les approuve en 1794.

nombreuses cicatrices. Les chirurgiens sont des combattants doués d'un savoir et d'un art particulier. Praticiens de renom engagés par des princes et capitaines, les chirurgiens militaires sont reconnus et respectés. Seule, Rome cependant a su créer un service de santé dont la modernité surprend. Après l'effondrement de l'Occident romain (Ve siècle de notre ère), il faut attendre 1708 et Louis XIV, pour que naisse à nouveau un service de santé militaire permanent.

Références bibliographiques :
- Baudoin R. & Jancovici R., « La chirurgie de guerre », in *Histoire de la médecine*, 2019 ; 1 : 20-25.
- Gabriel R. & Metz K., *From Sumer to Rome. The military capabilities of Ancient Arlies*, Greewood Press, Connecticut, 1991, p. 59.
- Goldsworthy, *Les guerres romaines. Atlas des Guerres*, Autrement (éd.), 2000, p. 45.
- Nutton V., *La médecine antique*, Les Belles Lettres (éd.), 2016.
- Tite-Live, *Ab Urbe Condita*, livre XLIV, 44-47.

Médecine et religion romaines

L'Empire romain est pénétré de divin d'une manière inimaginable. Les dieux sont partout : créateurs bienfaisants ou vengeurs remplis de colère, et parfois à titre d'ancêtres remarquables. Les peuples du levant en revanche attribuent souvent la maladie à des démons mauvais qui ont pris possession de l'individu et qu'il faut apaiser. Le démon Barsaphaël est censé apporter des migraines à ceux qui sont dans son heure.

Le pèlerinage de Caracalla indique que certains dieux apparaissent plus universellement que d'autres comme des protecteurs. Un très grand nombre de pièces de monnaie et d'inscriptions témoignent de l'universalité du culte d'Asclépios dans les trois premiers siècles de l'Empire romain. Les descriptions qu'Aristide donne de ses maladies sont longues et détaillées : toux, vomissements, gonflements, maux de tête, douleurs, incapacité intermittente à respirer ou à marcher correctement. Aristide n'est pas opposé aux saignées répétées : il s'enorgueillit de l'endurance que lui a conférée le dieu et fait remarquer qu'aucun autre suppléant n'a été autant saigné que lui par commandement divin.

Thérapies divines et humaines sont complémentaires et il appartient à chacun de décider comment, et quand utiliser l'une ou l'autre. Dresser la carte des interactions entre religion et médecine au cours des trois premiers siècles de l'Empire romain est une tâche très complexe.

Au IIe siècle, l'Empire romain a une seconde capitale (Constantinople) et une nouvelle religion autorisée (le christianisme), en droit, en littérature, en astronomie ou en médecine. La médecine sous l'Empire romain tardif apparaît très différente de ce qui a précédé avec de nouvelles formes de savoir et de nouvelles institutions. Certaines évolutions sont internes à la médecine, tandis que d'autres reflètent la nécessité de parvenir à un compromis avec un christianisme devenu hégémonique. Voici un exemple du résultat de cet accommodement. On ne trouve nulle part un équivalent à cette question attribuée au théologien et évêque Athanase : *« Un homme doit-il fuir la peste si, comme cela est possible, celle-ci a été envoyée par la colère de Dieu ? »* La réponse combine le théologique et le médical. La fuite est acceptable si la peste a une cause naturelle : saleté, surpeuplement des villes, air pollué. Mais, le châtiment divin frappera le pêcheur où qu'il aille, et même au milieu du désert, si bien que la fuite se révélera probablement vaine.

Dans l'Antiquité tardive, le christianisme et la médecine savante sont définis par rapport à une série close de livres, par un canon de l'orthodoxie. La fluidité des croyances des premiers chrétiens et la diversité des récits christiques sur lesquels ils se sont appuyés ont été remplacées par le Nouveau Testament et par toute une série de croyances, et de décisions consulaires. Si le processus a été plus lent et plus informel pour la médecine, il n'en a pas moins été efficace. Les alternatives au galénisme ont disparu peu à peu de la médecine académique, remplacées par des commentaires sur les traités de Galien et des résumés ou manuels, idéologiquement neutres, de médecine pratique. Il y a de la place pour de nouvelles idées comme en théologie, mais cette possibilité est limitée à ce qui peut être dérivé du fondement canonique du *Corpus galénique.* L'immense encyclopédie constituée d'extraits d'Oribase, par exemple, contient peu ou rien qui ne puisse s'accorder ou qui ne puisse être facilement réconcilié avec Galien. Ceux qui pratiquent la médecine ou qui écrivent à son sujet, dans ce cadre conceptuel, ne le trouvent ni contraignant ni pénible. Beaucoup des problèmes qui ont gêné les générations antérieures sont désormais résolus, en apparence, et les succès de Galien, et des autres auteurs sur lesquels ils s'appuient ne font que confirmer la validité de ce qu'ils font eux-mêmes. Lorsqu'ils voient leurs patients, ils voient l'autorité du passé comme un soutien, et non comme un poids. Ce sont les historiens ultérieurs qui se lamentent et déplorent le passage du monde médical bigarré et polychrome de l'époque de Galien aux certitudes monochromes du galénisme.

<u>Références bibliographiques</u> :

- Grmek M. D., « Les ruses de guerre biologique dans l'Antiquité. », in *Revue des études grecques*, 92, 150-160.
- Nutton V., *La médecine antique*, Les Belles Lettres (éd.), 2016.

La médecine galénique

Dans toute l'œuvre de Galien, on trouve des recommandations sur la bonne manière de pratiquer la médecine. Elles varient en longueur de quelques lignes à des livres entiers et sont destinées aux patients, et aux médecins. Le propos de Galien est constamment renforcé par des exemples d'interventions efficaces de sa part ou d'échecs de la part d'autres praticiens. À la base de la médecine de Galien, se trouve sa conviction de l'importance de l'anatomie.

Pour Galien, ce n'est que par la dissection qu'on peut se faire une idée exacte de l'organisation et du fonctionnement du corps, malade ou en bonne santé. Il répète ses conclusions dans deux gros traités sur des thèmes anatomiques avec des textes élémentaires sur les os, les nerfs, les veines, les artères et les muscles jusqu'au grand manuel de dissection. Ils sont intitulés *Procédures anatomiques.* Dans le traité *Utilité des parties du corps humain*, il reformule ses découvertes. La manière de procéder correctement dans les dissections est décrite en détail dans les *Procédures anatomiques* et surtout on peut expérimenter sur les animaux vivants ou morts. Galien est conscient des problèmes que pose l'extrapolation de l'animal à l'être humain et il met souvent en garde son auditoire contre les conclusions hâtives tirées des seules dissections animales, mais il n'a pas d'autre choix, même si cela l'amène parfois à des erreurs. L'utérus humain qu'il dessine est doté de cotylédons comme celui d'un ruminant, son cartilage thyroïde est celui d'un porc et sa conviction que le rein gauche est plus bas que le droit n'est pas conforme à l'homme.

Ses descriptions sur de nombreux os du corps sont encore acceptables et ses erreurs sur le fonctionnement du cœur et du système vasculaire sont dues au fait qu'il travaillait sur des animaux. Ses études sur les nerfs et les muscles sont remarquablement exactes. Il fait d'importantes découvertes sur les canaux des glandes sublinguales, sur le tendon d'Achille et les muscles du visage. Ses descriptions des nerfs sont impressionnantes. Il a réussi à suivre le cheminement des nerfs à l'intérieur du cerveau et le long de la moelle épinière, identifiant le nerf laryngé récurrent.

Galien fait des dissections de la vessie et des uretères, et montre que l'urine s'écoule dans une seule direction. Il affirme que Platon a raison de penser que le foie, le cœur et le cerveau sont à l'origine de trois systèmes parallèles avec une fonction différente. Il insiste sur le fait que chaque être vivant, les plantes, les animaux ont reçu du créateur quatre « facultés naturelles » : attraction, assimilation, excrétion et croissance.

Après le diagnostic, vient la thérapie et, dans ce domaine, Galien professe une maîtrise universelle. Les descriptions de ses cas chirurgicaux sont rares, surtout parce qu'il n'a pas pu terminer l'ouvrage qu'il se proposait de consacrer à la chirurgie. Cependant, il est habile à manier le scalpel. Dans son livre *Comment reconnaître les meilleurs médecins*, il reconnaît que de telles opérations relèvent de la compétence du chirurgien et non du médecin. Retirer l'abcès suppurant de l'esclave de Marulus, l'auteur des mimes n'était pas aisé.

Des entraîneurs de gymnastiques de Rome et d'Ostie lui adressent régulièrement des patients souffrant de luxations complexes. Ses commentaires sur les traités hippocratiques *Fractures et articulations* fournissent les preuves de ses compétences en chirurgie. L'intervention chirurgicale est, selon lui, le traitement de dernier recours. Par contre, Galien est favorable à la saignée et il en fait un élément ordinaire de sa thérapeutique.

Galien se sent obligé d'écrire un autre traité pour exposer la saignée, en insistant sur les contre-indications. Ce traitement n'est administré qu'aux patients suffisamment solides.

Le régime et les médicaments retiennent Galien. Le régime ne concerne pas que la nourriture et la boisson. Il englobe le mode de vie, l'exercice, le soleil et l'environnement. Les viandes blanches, volailles, poissons sont plus faciles à digérer que la viande rouge. Le porc est la viande la plus facile à digérer.

Galien recommande parfois les bains, surtout dans des sources thermales, mais il reste très prudent sur leurs effets. Trop de bains ramollissent la chair, la rendent flasque, la blanchissent et

génèrent des maladies humides en particulier chez les femmes. « Modération » est le bon mot d'ordre.
Galien étudie soigneusement les propriétés des médicaments, surtout des simples plutôt que des composés. Il conclut que la plupart des médicaments agissent sur le corps par le biais d'une ou de plusieurs des quatre qualités primaires, le chaud, le froid, l'humidité et le sec.
Dans ses deux énormes traités *Composition des médicaments*, il examine leur pertinence par rapport au traitement de deux points de vue complémentaires, celui de la partie du corps affectée et celui des types de médicaments disponibles.
Son traité de jeunesse sur *Les médicaments*, perdu dans l'incendie du temple de la paix en 192, a été réécrit et beaucoup enrichi. Galien peut interrompre son travail sur la pharmacologie pour le reprendre, parfois des décennies plus tard, sans incohérence majeure.
Galien ajoute sa touche personnelle à l'information reçue d'autres auteurs. Il insiste sur le fait qu'il apporte une « méthode », une « argumentation » ou un raisonnement appropriés à un sujet courant qui a été trop longtemps précisé de manière empirique.
Galien est loin de n'être qu'un pur théoricien. En effet, la caractéristique de sa pharmacologie repose sur son insistance quant à l'observation empirique et à son soin à trouver une large gamme de thérapies alternatives.
À Rome, il sait où trouver les vendeurs de chair de vipère ou de cordelette pour les ligatures, importées de Gaule. En tant que médecin de l'Empereur, il a accès aux magasins du palais où les paniers d'herbes rares sont stockés depuis des décennies.
Galien insiste fréquemment sur la nécessité absolue d'acquérir une connaissance détaillée des médicaments.
Même à Rome, une bonne connaissance des plantes et des herbes qui poussent dans les bois et les champs aux alentours de la cité se révèle rentable et bénéfique pour les patients. Certains riches refusent avec dédain d'être traités avec un médicament local bon marché.
Galien, le médecin, sait comment ajouter des épices et des parfums inoffensifs, mais coûteux, qui font monter le prix, sans nuire à l'efficacité du médicament.

Les écrits pharmacologiques de Galien affichent ce mélange caractéristique d'intelligences dans le raisonnement, d'observations précises et d'expérimentations, ainsi que ce besoin passionné de corriger les erreurs des autres et de démontrer sa propre supériorité. Galien est une figure imposante et provocante, et il n'est que trop facile de succomber à sa rhétorique puissante.
Un personnel très diversifié travaille dans les hôpitaux pour répondre aux besoins médicaux des soldats et des marins, et de leurs animaux. Une légion compte plusieurs médecins, un pour chaque détachement tandis que chaque régiment d'auxiliaires a son propre médecin. La gestion de l'hôpital incombe à un ou deux administrateurs non médecins. À l'autre extrémité de la hiérarchie militaire, se trouvent les bandagistes, ceux qui distribuent les médicaments, et les vétérinaires.

Références bibliographiques :

- Hamilton J. S., « Scribonius Largus on the medical profession. », in *Bull. Hist. Med.*, 1986 ; 60 : 209-216.
- Nutton V., *La médecine antique*, Les Belles Lettres (éd.), 2016.

La pharmacologie, la chirurgie et l'armée romaine

Au sommet des ambitions des praticiens, il y a la maison impériale. Devenir le médecin personnel des grands personnages est le chemin le plus sûr pour s'enrichir.
La transformation s'est imposée. Le monde romain sous Auguste qui a régné de 31 avant notre ère jusqu'à 14 après notre ère a remis de l'ordre. Il est l'héritier de Jules César. Cela n'a pas été qu'une transition politique, mais le passage d'une république à un empire. La ville s'est agrandie avec tout le faste qui s'impose et les cérémonies religieuses.
La carrière et les écrits de Scribonius Largus, un auteur latin spécialisé dans la pharmacopée, illustrent à merveille la manière dont fonctionnent les liens avec la maison impériale. La préface de Largus est un plaidoyer pour une éthique hippocratique en médecine.
Son objectif est de fournir une liste aussi complète que possible des substances médicamenteuses provenant de la lecture d'auteurs antérieurs, mais aussi de ses propres observations et expériences. Sa compétence apparaît clairement dans ses commentaires sur les collyres, la préparation et le stockage des herbes.
Largus a de bonnes relations à la Cour. Il donne des détails sur les dentifrices préférés de la sœur d'Auguste, Octavie, et de l'impératrice Messaline. C'est avec la Sicile qu'il a les liens les plus forts. Il rapporte une recette contre la rage. Il explique l'avoir utilisé avec succès contre d'autres morsures et piqûres. Son livre traite de la préparation des médicaments, il décrit la préparation des remèdes. Son livre décrit 271 recettes. Le premier chapitre est organisé selon les différentes maladies, puis suivent 37 antidotes contre les poisons, les morsures et le livre se termine avec des emplâtres, des pansements. La plupart des substances employées par Largus se trouvent dans les herbiers modernes. La promesse d'un traitement n'impliquant ni

cautérisation ni scalpel fait venir des clients qui payent. Pardessus tout, le devoir du médecin est de guérir et de ne pas nuire. Quel rang ont les médecins (*medici*) ? La réponse demeure controversée. Tous sont dispensés des corvées militaires et ont le taux de rémunération le plus élevé des militaires. Les instruments trouvés à Neuss et à Bingen sont représentatifs du travail des chirurgiens militaires. Ils peuvent retirer les pointes de flèches et des projectiles plus gros. L'extraction des petites pointes de flèche par une contre-incision est décrite par Celse.

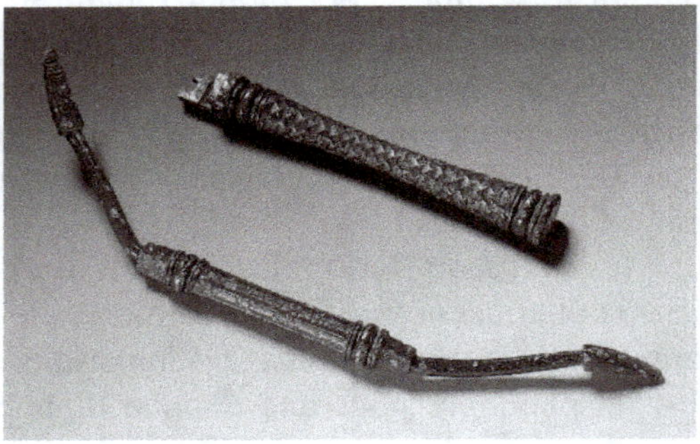

Instruments de chirurgie. On ne connaît pas le statut du propriétaire de ces objets, peut-être un civil qui a suivi l'armée et a fait payer ses soins. On a trouvé sa trousse qui renfermait un scalpel dont le manche a été préservé et un instrument qui servait à enlever les esquilles d'os répandues dans une plaie. Le chirurgien ne dispose d'aucun produit anesthésique. Ultérieurement, après Auguste, l'armée romaine a bénéficié de médecins, de pharmaciens, d'infirmiers, de vétérinaires ayant le rang de sous-officiers. Chaque grand camp est pourvu d'un hôpital (*Knochenheber und Griff eines Skalpells).* (Varusschlacht im Osnabrücker Land GmbH. Museum und Park Kalkriese, © C. Groverman).

Largus a payé une somme importante à « une petite vieille d'Afrique » qui a guéri de nombreux Romains de maux d'estomac avec une décoction de corne de cerf, de myrrhe, de poivre et de vin. Ceci pourrait laisser penser que Largus n'est qu'un imbécile crédule, mais son objectif a toujours été de découvrir ce qui fonctionne. Il y a des raisons pratiques et théoriques qui font qu'un médecin doit apprendre l'action des médicaments. Ceux qui connaissent ces choses sont les droguistes. Largus adopte un ton quelque peu condescendant à l'égard de ses rivaux. Sa

préface est un plaidoyer pour une éthique hippocratique en médecine. Sa compétence est claire dans ses commentaires sur la collecte, la préparation et le stockage des herbes.
Les remarques de Pline sur le développement des médicaments composés sont corroborées par les fragments de certains auteurs contemporains spécialisés dans la pharmacologie comme Andromaque l'Ancien, un Crétois qui est devenu le médecin personnel de Néron.
La *« professio »* de la médecine est essentielle. Largus expose une vision de la pharmacie faisant partie intégrante de la médecine.
Doscoride a étudié la pharmacologie à Tarse : il y a une forte tradition d'enseignement pharmacologique. La profonde compréhension de la médecine et de la pharmacologie que l'on trouve chez lui contraste avec celle de Pline l'Ancien qui inclut encore davantage d'informations sur les médicaments dans son *Histoire naturelle*.
Dans les forteresses romaines, on inclut un « valetudinarium » ou hôpital qui est un grand bâtiment rectangulaire avec de petites chambres. Il y a une salle d'opération, des magasins et des cuisines. Des plantes médicinales peuvent être cultivées dans le jardin de l'hôpital ou cueillies à proximité. Une légion compte plusieurs médecins, un pour chaque détachement.
Quant aux chirurgiens militaires, ils ont laissé passer l'occasion de disséquer les cadavres des soldats germains morts et laissés sur le champ de bataille lors des campagnes de Marc Aurèle en 170, ce qui a fait que leur connaissance du corps ne dépasse pas celle d'un cuisinier.
Mais, si les instruments trouvés à Neuss ou à Bingen sont représentatifs du travail des chirurgiens militaires, ils impliquent qu'ils sont capables de mener un large éventail d'opérations et qu'ils ont des outils spécialisés pour les effectuer.
Paul d'Égine recommande l'usage de la cuillère dite *« dioclédienne »* et de la *« civière à gant »* pour retirer les pointes de flèches et même des projectiles plus gros. La technique d'extraction des petites pointes de flèches en y faisant une contre-incision pour ensuite retirer doucement l'objet incriminé est bien expliquée. Il apparaît clairement que la chirurgie militaire a évolué en phase avec le développement des nouvelles armes.

Celse et Galien détaillent également les manières de traiter les blessures de coups d'épée, notamment au niveau de l'abdomen, reçues sur le champ de bataille ou dans l'arène par les gladiateurs que Galien assiste. Il est indispensable d'intervenir rapidement pour remettre en place l'intestin qui pend d'une blessure : nettoyer, recoudre et bander fermement pour maintenir la blessure. Il faut toutefois que l'intestin n'ait pas été endommagé. Plutarque rapporte une intervention de ce genre pratiquée par Cléante lors des guerres civiles au début des années 40 avant notre ère et qui a été couronnée de succès.

Des découvertes archéologiques suggèrent que de nombreux praticiens possédaient un kit chirurgical de base, quelques scalpels, crochets, sondes, pinces et leviers à os, et certains spécialistes possédaient beaucoup d'instruments.

En 257 à Rumini, un chirurgien dispose de cent cinquante instruments, ce qui implique un haut degré de spécialisation et d'expertise. Les opérations courantes comme inciser pour extraire un calcul, extraire une luette malade, enlever des dents « pourries » sont toujours exposées à un certain degré d'infection de la plaie, même si le fait de tamponner la plaie avec du vin ou de l'huile réduit ce risque.

Dans certains cas, il peut même être nécessaire d'amputer un membre. Celse recommande alors de pratiquer une découpe circulaire qui permet la fermeture primaire de la plaie. Le membre perdu peut être remplacé par un membre artificiel. Le charpentier local était alors sollicité pour fabriquer une béquille ou un pilon.

Un squelette retrouvé à Capoue en Italie du Sud a été enterré vers 300 avant notre ère. Il a une jambe artificielle en bronze autour d'une architecture en bois, bien serrée autour du moignon de la cuisse. Elle part du genou et se finit à la cheville, mais ne possède aucune articulation mobile.

Aucun traité de l'époque romaine exclusivement consacré à la chirurgie ne nous est parvenu : nous n'avons que des fragments des écrits de chirurgiens. Il nous reste cependant des écrits grâce aux sections consacrées à la chirurgie dans les traités généraux de médecine depuis Celse, Galien et *« l'introduction »* pseudo-galénique jusqu'aux encyclopédistes de l'Antiquité tardive.

Au Ve siècle, l'évêque Jean d'Éphèse décrit comment l'un de ses collègues, le prêtre Aaron, a souffert d'ulcérations graves, une « gangrène » sur les parties génitales (maladie de Fournier probable). Les médecins ont excisé la chair malade, appliqué des emplâtres et des bandages, et inséré un tube de plomb pour lui permettre d'uriner. Aaron a vécu encore dix-huit ans.
Les soldats de l'armée romaine ont bénéficié de ces progrès de la chirurgie générale ainsi que des soins accordés à leurs besoins médicaux grâce aux hôpitaux, médecins et auxiliaires médicaux. Ils ont bénéficié de ces avantages du fait de leur importance dans la lutte contre l'ennemi et la sauvegarde des frontières de l'Empire, mais aussi parce que la survie de l'Empereur a dépendu de la loyauté et du bien-être de ses troupes.
Auguste est l'héritier de Jules César. En politique, Rome est passé du statut d'une République à celui d'un Empire. Cela a été une révolution sociale et géographique, car la puissance impériale romaine s'est étendue au Rhin, au Danube et à l'Euphrate.
Au milieu de ce flot d'immigrants, sont venus des médecins grecs, de Thèbes, de Smyrne et d'autres cités. Ils sont venus chercher la gloire et la fortune. L'implantation de la médecine grecque dans le monde romain a été complète : les mêmes théories, les mêmes médicaments sont en grec ou en latin. La médecine romaine est une réalité retrouvée à travers tout l'Empire.
Le livre de Scribonius Largus présente deux cent soixante et onze recettes, en trois sections. Le premier groupe est organisé selon les différentes maladies, en partant de la tête et en descendant jusqu'aux pieds.
La plupart des substances employées par Largus se trouvent dans les herbiers modernes et ont des propriétés phytothérapeutiques. Ses remèdes montrent une combinaison judicieuse d'ingrédients. De récentes analyses chimiques de recettes d'autres auteurs ou de médicaments trouvés lors de fouilles archéologiques confirment que ces composés n'ont pas été élaborés au hasard. Une recette de Galien pour un onguent noir contre les coupures, les ecchymoses et les yeux pochés soutient la comparaison avec des remèdes maison des hommes de la boxe, car elle contient des substances qui atténuent la douleur, réduit le gonflement et stoppe le saignement.

Beaucoup des recettes de Largus proviennent de sources faisant autorité. Le livre se termine avec les emplâtres, les pansements et des baumes apaisants, les médicaments typiques utilisés par les chirurgiens.
En Europe, il faut attendre le XVIIe siècle pour retrouver le niveau de sophistication atteint par les services médicaux de l'armée romaine au cours des trois premiers siècles de l'ère chrétienne.

Références bibliographiques :
- Galien de Pergame, *Souvenirs d'un médecin*, Paris, 1985, 24, 154-155.
- Gourevitch D., *Pour une archéologie de la médecine romaine*, De Boccard (éd.), Paris, 2019.
- Moraux P., DerAristotelismusbei den Griechen, De Gruyter (ed.), vol. 2, 1984.
- Nutton V., *La médecine antique*, Les Belles Lettres (éd.), 2016.

Conclusion

Ce livre s'est efforcé d'étudier l'histoire des batailles romaines avec la Germanie, et la bataille de Teutoburg plus spécifiquement. À travers elles, il nous a semblé indispensable de raconter la médecine de l'Antiquité grecque, germanique et romaine. Les théories antiques ont constitué pendant des siècles le fondement de la médecine occidentale. Hippocrate est le père de la médecine ; il a apporté une approche plus subtile de la diététique aux Ve et VIe siècles, ainsi que de l'anatomie humaine. Galien, quant à lui, est une figure ambiguë : observateur et anatomiste remarquable, savant prestigieux, il a laissé un héritage considérable. C'est à l'Antiquité tardive qu'on peut faire remonter l'origine de nombreuses institutions médiévales : les hôpitaux, les médecins publics, les associations collégiales. Au début du XVIe siècle, les écrits des anciens Grecs ont été redécouverts. Ce retour aux sources de la médecine a permis d'éliminer les erreurs et les incertitudes accumulées entretemps. Si l'autorité de Galien a été contestée et niée en anatomie, en physiologie, en thérapeutique, Hippocrate, lui, a été respecté. Une conviction profonde nous anime : le *Serment* d'Hippocrate incarne les principes fondamentaux de l'éthique médicale.

L'aspect le plus frappant de la médecine antique est sa diversité. Sa plus grande lacune est celle qui engloutit les femmes guérisseuses. La majorité des textes médicaux ont été écrits par des hommes pour des hommes. Si les femmes apparaissent, elles assistent une parturiente ou traitent les problèmes gynécologiques liés à l'accouchement. La thérapie générale n'est pas de leur ressort. Une médecine de femmes pour les femmes réconforterait les féministes modernes, mais ne correspond en aucune façon aux témoignages antiques. L'étude de la médecine antique est passionnante ; on imagine Hippocrate au chevet d'un patient, Galien, disséquer un animal. Considérer l'histoire de la médecine antique comme celle d'individus appartenant à une société donnée, confrontés à la maladie et luttant pour en triompher, nous permet d'apprécier cette médecine dans son contexte et de l'apprécier pour elle-même. Ce récit complète, sans l'abandonner, la chronique plus héroïque du progrès de la médecine envisagé comme une accumulation de savoir-faire, d'idées et de pratiques au cours des siècles. Ce récit réinterprète sur le plan historiographique deux des plus célèbres dictons du *Corpus hippocratique*. Il s'efforce d'accorder une place adéquate aux trois pôles impliqués dans toute pratique médicale : le guérisseur, le patient et la maladie. Cet adage fait de la médecine antique un acteur contemporain de notre médecine actuelle, car il est toujours efficient.

Il nous faut, pour finir, rendre hommage aux archéologues et aux numismates. Leur aide et leur apport considérable ont été fondamentaux dans la connaissance médicale.

Annexes :

- Première identification dentaire.
- Soins dentaires par les plantes préconisés par Scribonius Largus et Celse, deux médecins de l'Antiquité.
- Le dentifrice dans l'Antiquité.

Annexe 1 : Première identification dentaire par Xavier Riaud.

Lollia Paulina devient la maîtresse de Claude (1er août 10 av. J.-C. – 13 octobre 54), l'empereur des Romains, qui a régné de 41 à 54 apr. J.-C. Agrippine, l'épouse de ce dernier et la mère de Néron, cherche à asseoir son fils, que le monarque a adopté, sur le trône. Dans sa quête, elle décide de faire assassiner sa rivale. En 49, c'est chose faite de la manière la plus brutale. Seulement, pour s'assurer de la mort de l'amante, l'épouse souhaite vérifier que la tête qui lui est remise sur un plateau est bien celle de Lollia. Dion Cassius, dans son *Histoire romaine* en 80 chapitres, relate : *« Elle lui ouvre la bouche de force et examine soigneusement les dents que Lollia portait placées d'une manière toute particulière. »*

C'est le plus vieil exemple connu d'identification par les dents.

Références bibliographiques :

Dion Cassius, *Histoire romaine*, LXI, 32.3.

Annexe 2 : Soins dentaires par les plantes préconisés par Scribonius Largus et Celse, deux médecins de l'Antiquité par Xavier Riaud[26].

Aulus Cornelius Celsus, dit Celse, serait né à Rome ou à Vérone à la fin du Ier siècle av. J.-C. Il a écrit sous Tibère une œuvre encyclopédique, intitulée *Artes* qui traitait de disciplines liées à des métiers, comme l'agriculture, l'élevage, la médecine, l'art militaire, la rhétorique, la philosophie et le droit civil. Les huit livres consacrés à la médecine ou *De medicina* sont les seuls conservés et lui ont valu le titre de « Cicéron de la médecine ». Même si Celse n'a sans doute pas été médecin lui-même, il s'agit d'une œuvre remarquable, qui traite de tous les domaines de la médecine (diététique, pharmaceutique, chirurgie) et qui représente la somme des connaissances médicales issues de l'héritage grec à Rome au Ier siècle de notre ère. Publié en 1478, il est devenu ainsi le premier auteur médical à être publié en caractères mobiles.

Scribonius Largus est un médecin qui a exercé à Rome avec succès. S'il a accompagné l'empereur Claude lors de la campagne de Bretagne, il n'était sans doute pas son médecin personnel. Il rédige son ouvrage *Compositiones* vers l'an 47 à la demande de Calliste, affranchi de l'empereur. C'est un recueil de préparations médicales en 271 chapitres, précédé d'un index et d'une épître dédicatoire, et divisé en trois grandes parties. Il y donne d'abord des remèdes destinés à soigner les maladies des différentes parties du corps, selon l'ordre *a capite ad calcem*, de la tête aux pieds ; puis des remèdes contre différents types d'empoisonnements ; enfin des remèdes à utiliser en application

---

26 Annexe tirée de l'article RIAUD X. & JOUANNA-BOUCHET J., « La phytothérapie bucco-dentaire selon Celse et Scribonius Largus », in *La Phytothérapie européenne*, septembre-octobre 2012, n°70, pp. 24-25.

externe, essentiellement des emplâtres et des cataplasmes. C'est lui qui, parlant de vermisseaux chassés des dents par une fumigation, passe pour être à l'origine de l'étiologie vermiculaire de la carie qui a eu un développement si important par la suite. Il est aussi le premier observateur de l'utilisation de l'électricité médicale, en notant l'effet antalgique de la décharge provoquée par le poisson torpille sur le front, ou sous les pieds du patient. Son ouvrage a été publié en 1529.
Dans le *De medicina* de Celse et dans les *Compositiones* de Scribonius Largus, de nombreux remèdes phytothérapiques sont énumérés en cas de problèmes bucco-dentaires. Les plantes sont employées seules ou en composition, parfois avec des ingrédients d'origine minérale ou animale.

Selon Celse, sont utilisés en cas de maux dentaires :

- **Calament** >> bains de bouche et gargarismes, en application ou en friction.
- **Cardamome** >> cataplasme appliqué sur la dent, cataplasme révulsif.
- Cinnamome >> pilule.
- Cyprès >> application/friction.
- Elatérium >> cataplasme sur la dent.
- Farine >> cataplasme sur la mâchoire.
- **Figue** >> cataplasme dentaire, application/friction, bains de bouche et gargarismes, cataplasme révulsif.
- Fleur de jonc >> pilule.
- Fleur de roses >> friction.
- Galbanum >> cataplasme dentaire.
- Graine de **rue** sauvage >> pilule.
- **Grenade** (écorce) >> bains de bouche et gargarismes, cataplasme dentaire.
- Huile d'**iris** >> cérat sur mâchoire.
- **Iris jaune** >> pilule.
- **Jusquiame** (racines) >> bains de bouche et gargarismes.
- **Laurier** >> cataplasme dentaire.
- Lentilles (décoction) >> bains de bouche.
- **Lierre** (baie) >> suppression de la dent cariée.
- Mandragore (pommes sèches de) >> pilule.
- Mandragore (racines) >> bains de bouche et gargarismes.

- Menthe sauvage >> fumigation.
- **Moutarde** >> cataplasme dentaire, cataplasme révulsif.
- **Myrrhe** >> cataplasme révulsif, friction.
- Noix de galle >> cataplasme dentaire, bains de bouche et gargarismes, friction.
- Oxycrat (vinaigre-eau) >> bains de bouche et gargarismes.
- Panax >> cataplasme dentaire.
- Panax (racine) >> pilule.
- **Pavot** (écorce) >> bains de bouche et gargarismes.
- **Pavot** (suc) >> pilule.
- **Pavot** >> cataplasme dentaire.
- Peucédan >> cataplasme dentaire.
- **Peuplier** (écorce blanche de la racine) >> bains de bouche et gargarismes.
- **Pin** (écorce) >> cataplasme dentaire.
- **Pin** gras >> bains de bouche et gargarismes.
- Poires ou pommes peu mûres >> bains de bouche et gargarismes.
- **Poivre** >> cataplasme dentaire.
- **Poivre** (graine) >> suppression de la carie dentaire.
- **Poivre** (grains) >> pilule.
- **Pyrèthre** >> cataplasme dentaire, cataplasme révulsif.
- **Quintefeuille** >> bains de bouche et gargarismes.
- **Safran** >> cataplasme dentaire, cataplasme révulsif.
- Staphisaigre >> cataplasme dentaire.
- Staphisaigre (sans les graines) >> cataplasme dentaire.
- Suie d'**encens** >> cataplasme dentaire.
- Tordyle >> pilule.
- **Troène** >> masticatoire.
- Troène (huile) >> cérat sur mâchoire.
- Vin >> bains de bouche et gargarismes.
- Vin de raisins secs >> pilule.
- Vin miellé >> bains de bouche et gargarismes, cautérisation des gencives, application/friction.
- Vinaigre >> bains de bouche et gargarismes.

Selon Scibonius Largus, sont utilisés en cas de maux dentaires :

- Bette (suc) >> fumigation.
- **Cèdre** (résine) >> frictions sur les dents et les gencives.
- Cyclamen >> fumigation.
- Fleur de rose jaune >> application/friction.
- Graine de **cresson** alénois frais >> cataplasme dentaire, à l'intérieur d'une dent cariée.
- **Grenade** (écorce) >> ulcère des gencives.
- Herbe pariétaire >> bains de bouche et gargarismes, dentifrice.
- **Jusquiame** (graine) >> cataplasme dentaire, à l'intérieur d'une dent cariée, fumigation.
- **Jusquiame** (racine ou graines) >> sachets appliqués sur la dent.
- Laurier-rose >> masticatoire.
- Lentisque >> application/friction.
- Lentisque de Chio (résine) >> dentifrice.
- **Lierre** (suc) >> fumigation.
- Menthe sauvage >> masticatoire.
- Morelle (suc) >> bains de bouche et gargarismes.
- **Moutarde** >> cataplasme dentaire.
- **Myrrhe** >> cataplasme dentaire, application/friction, à l'intérieur d'une dent cariée.
- Nard >> dentifrice.
- Noix de galle >> application/friction.
- Nombril de Vénus >> masticatoire.
- Oléastre (**olivier** sauvage) >> ulcère des gencives.
- Opium >> appliqué à l'intérieur d'une dent cariée.
- Opopanax >> cataplasme dentaire.
- Orge (farine) >> dentifrice.
- Patience (racines) >> bains de bouche et gargarismes.
- **Pavot** >> cataplasme dentaire.
- Peucédan >> cataplasme dentaire.
- **Poivre** (blanc) >> à l'intérieur d'une dent cariée, cataplasme dentaire.
- **Pourpier** >> masticatoire.
- **Pyrèthre** >> masticatoire.
- **Quintefeuille** >> bains de bouche et gargarismes.
- Radis potager (peau) >> dentifrice.

- Raisin sec sans pépin >> cataplasme dentaire.
- **Safran** >> application/friction, à l'intérieur d'une dent cariée, cataplasme dentaire.
- Souchet (jonc ou racine) >> application/friction.
- Suie d'**encens** >> cataplasme dentaire.
- Vin des Marses >> bains de bouche et gargarismes.
- Vinaigre >> bains de bouche et gargarismes, dentifrices.

En conclusion, les deux médecins ont tout compris du bénéfice à retirer de l'usage de la phytothérapie en cas de problèmes bucco-dentaires, bien qu'ils n'aient jamais connu le nom donné aujourd'hui à la discipline qui préconise l'emploi des plantes en médecine. Au-delà même de la simple assimilation de ces préceptes, ils les ont appliqués directement à la bouche de leurs malades et ont affirmé même la supériorité de ce type de traitements pour soigner les maux de dents. Et s'ils ne peuvent être considérés comme les seuls précurseurs de la phytothérapie, puisqu'ils s'inscrivent dans une longue tradition médicale héritée de l'Égypte et de la Grèce, ils ont enrichi son champ d'action par de nouvelles prescriptions dont certaines ont cours aujourd'hui encore (voir en gras).

Références bibliographiques :

Dupont M., *Dictionnaire historique des Médecins dans et hors de la Médecine*, Larousse (éd.), Paris, 1999.

A. Cornelii Celsi quae supersunt, F. Marx (éd.), B. G. Teubner, 1915.

Aurelii Cornelii Celsi De re medica libri octo [...] *Accessit* [...] *liber Scribonii Largi titulo Compositiones medicamentorum*, nunc primum tineis et blattis ereptus [...] industria I. Ruellii, Paris, 1528-1529.

Lamendin H., *Précurseurs de la phytothérapie bucco-dentaire occidentale*, L'Harmattan (éd.), Collection Médecine à travers les siècles, Paris, 2008.

Scribonii Largi Compositiones, S. Sconocchia (éd.), Leipzig, B. G. Teubner, 1983.

Zehnacker H. & Fredouille J.-C., *Littérature latine*, PUF, Paris, 1993.

Annexe 3 : Le dentifrice dans l'Antiquité par Xavier Riaud.

Les Égyptiennes prennent soin de leurs dents. Elles utilisent des poudres à base de charbons d'acacia appliquées au doigt. Le papyrus Ebers (1600-1500 av. J.-C.) donne une recette de dentifrice utilisée 4000 ans avant, à base de miel, de poudre de fruit de palmier et de terre de plomb verte. Une recette appelée *Sonabou* fait aussi office de dentifrice durant cette période.
Houang-Ty (2637 av. J.-C.) assure qu'il faut utiliser une poudre à base de musc et de gingembre pour blanchir les dents.
En Grèce, Hippocrate (v. 460-370 av. J.-C.) est le premier à préconiser l'usage d'un dentifrice, surtout pour les femmes avec une mauvaise haleine et les personnes avec des problèmes gingivaux. Composé de poudre de corne calcinée de cerf, de corps de souris, de miel, de vin blanc pur, de mastic et de sel ammoniacal, il est appliqué avec le doigt.
Galien (131-201 apr. J.-C.) invente de nombreuses poudres et dentifrices à base de racine de plantes, de corne de cerf brûlée, et de cendre d'écailles d'huîtres. À Rome, le mot dentifrice issu du latin *dentifricum* trouve son origine. Celsus (15 av. J.-C.-50 apr. J.-C.), sous Tibère, propose un mélange composé de feuilles de roses hachées, d'un quart de noix de galle et d'un quart de myrrhe, afin de lutter contre le déchaussement des dents. Il conseille aussi de frotter les dents avec un cure-dents.
Scribonius Largus (1-50 apr. J.-C.) conseille l'emploi de poudres à base de corne de cerf, de tête de souris et de lièvre ajoutées à de la pierre ponce et à de la myrrhe pour conserver une bonne haleine.
Pline l'Ancien (23-79 apr. J.-C.) conseille l'usage d'un dentifrice à base de cendres de tête de lièvre, auquel on ajoute du marc et parfois, des cendres de tête de souris. Il décrit des poudres dentifrices à base d'abrasifs comme le charbon, la poudre d'os calciné, des coquillages de mer et la pierre ponce.
Cascellius, contemporain de l'empereur Domitien (51-96), vend de l'urine espagnole, provenant de Barcelone ou de Tarragone,

conservées dans des vases d'albâtre, qui a la propriété de blanchir les dents. Il se parfume la bouche avec les eaux du parfumeur Cosmus.
Mahomet (vers 570-632), dans le sixième commandement, préconise l'utilisation du « Fouhk », écorce de noyer qui contient de la chaux, du tanin, du fer et du siwak pour se frotter les dents.
Rhazès (860-923), médecin, propose de se laver les dents avec une préparation à base de thé, une infusion de graine de gommier ou un mélange de poudre de noix de galle et de poivre.

Qu'en est-il de brosses à dents éventuelles ?
Les fouilles archéologiques ont révélé des tiges en bois de lentisque à l'extrémité effilochée en fibres souples trouvées dans les tombes égyptiennes datant de 3000 ans av. J.-C.
Les Romains utilisent des cure-dents et des brosses à dents. Les femmes se font blanchir les dents avec une mixture fabriquée à base d'urine humaine (grâce aux sels ammoniacaux), coutume qui vient d'Espagne, selon Diodore de Sicile (Ier siècle av. J.-C.).

Références bibliographiques :
Bogopolsky Sacha, « Histoire du dentifrice », in *Actes de la Société française d'histoire de l'art dentaire (S. F. H. A. D.)*, Paris, 23 et 24/06/2000, http://www.biusante.parisdescartes.fr.

Remerciements

- À mon épouse Anne qui m'a supporté tout ce temps et m'a soutenu par son écoute, son dynamisme et sa joie de vivre ;
- Au professeur René Jancovici, membre de l'Académie nationale de chirurgie, pour son enseignement ;
- Au professeur Le Bohec Y., professeur émérite d'histoire romaine à l'Université Paris Sorbonne. J'ai essayé de le rencontrer par l'éditeur Illustoria et par l'Université. Les courriers m'ont été retournés ;
- Au professeur Le Floch-Prigent Patrice, membre de l'Académie nationale de chirurgie, pour son aide efficace et bienveillante, ses corrections et l'écriture de la préface et les photographies qu'il nous a gentiment autorisés à publier.
- A M. Damien Blanchard pour ses conseils et l'aide photographique ;
- À Mme Léa Latchan, secrétaire, pour son aide photographique et l'obtention des copyrights ;
- Au père Geoffroy, prêtre en Haute-Tarentaise, pour le copyright de la photographie du soldat romain ;
- Au musée de l'École de médecine pour les photographies des instruments ;
- Je remercie plus spécifiquement le Dr Xavier Riaud, directeur de la collection Médecine à travers les siècles aux Éditions L'Harmattan, membre de l'Académie nationale de chirurgie dentaire et de l'Académie nationale de chirurgie, pour son aide efficace, pour son travail de mise en pages et ses corrections. Également, je fais part de ma gratitude aux Éditions L'Harmattan. En acceptant mon livre, en lui donnant le soutien de sa puissante réputation, la célèbre maison, honneur de l'édition française, démontre avoir su préserver les plus belles traditions, le sens des responsabilités et la diffusion de la vérité.

Bibliographie

- Beemann J., « Offrandes et lieux de culte chez les Germains », in *Rome et les barbares : la naissance d'un nouveau monde*, Milan, 2008, 147-149.
- Berger F., *Kalkriese 1. Die römischen Fundmünzen*, Mayence, 1996, 169 p.
- Biborski M. & Ilkajaer J., *Die Scherter (Katalog) Tafrlnund Funlisten*, vol. 12, Illerup Adal, Aarhus University, Press, 2006.
- Bona I., *Les Huns* (trad. Escher K), Paris, 2002.
- Bocquet A., *Hannibal chez les Allobroges. La grande traversée des Alpes*, La Fontaine de Sibé, 2009.
- Delaplace C., « Le royaume wisigothique de Toulouse. », in *Rome et mes barbares : la naissance d'un nouveau monde*, Milan, 2008.
- Eck W., *La romanisation de la Germanie*, Errance (éd.), 104 p.
- Escher K., *Les Burgondes*, Paris, 2006.
- Feugère M., *Les armes des Romains de la République à l'Antiquité tardive*, 2e éd., Paris, 1993.
- Gallo M., *Les Romains*, 5 tomes, J'ai lu (éd.), 2008.
- Germain M. A., *C'était mon père, l'émouvant témoignage d'un héros de la Seconde Guerre mondiale*, Fiacre (éd.). 2018.
- Gourevitch D. & Durand M., « Ex-voto desquels gallo-romains », in *Pour la science*, n° 330, avril 2005, 84-87.
- Gourevitch D. & Gourevitch M., « Le cas Aekius Aristide, ou mémoires d'un gistérique au IIe siècle de notre ère », in *L'information psychiatrique*, 1968, 797-902.
- Gourevitch D., *Pour une archéologie de la médecine romaine*, De Boccard (éd.), 1968.
- Grmeck M. D., « La légende et la réalité de la nocivité des fèves. », in *History and Philosophy if the Life Sciences*, 1980, 2, 61-121.

- Grmeck M. D. & Gourevitch D., « L'école médicale de Quintus et de Numisianus », in *Mémoires du Centre Jean Palerne*, 8. 1988.
- Heuther P., « La progression des Goths : de la Scandinavie aux provinces danubiennes », in *Rome et les barbares : la naissance d'un nouveau monde*, Milan, 2008.
- Huck O., « Les droits barbares », in *Rome et les barbares : la naissance d'un nouveau monde*, Milan, 2008.
- Kokkotidis K. G., « Tombe masculine de Gültlingen », in *Rome et les barbares : la naissance d'un nouveau monde*, Milan, 2008.
- Kouznesto V & Lebedynsky V., *Les Alains, cavaliers des steppes seigneurs du Caucase du Ier au XVe siècle de notre ère*, Paris, 2005.
- Lebohec Y., « La bataille de Teutoburg, 9 apr. J.-C. », in *Illustoria*, 2013.
- Labouyse G., *Les Wisigoths : peuple nomade-peuple souverain du Ier au VIIe siècle*, Portet-sur-Garonne, 2005.
- Lebedynsky I., *Armes et guerriers barbares au temps des grandes invasions IVe au VIe siècle de notre ère*, Paris, 2001.
- Lebedynsky I., Les Sarmattes-Amazones et lanciers cuirassiers entre l'Oural et Danube (VIe siècle avant notre ère), Paris, 2002.
- Lee D., « Les relations diplomatiques entre Rome et les Barbares », in *Rome et les barbares : la naissance d'un nouveau monde*, Milan, 2008.
- Mary L., *Rends-moi mes légions*, Larousse, 2010.
- Menghin W., « L'armement des Germains sur le continent V^e^-VIIe siècles », in *Rome et les barbares : la naissance d'un nouveau monde*, Milan, 2008.
- Modéran Y., « L'immigration contrôlée des communautés barbares (déditices, tributaires) lètes, gentiles et fédérés. », in *Rome et les barbares : la naissance d'un nouveau monde*, Milan, 2008.
- Mota D., « La fin de l'Empire d'Occident (455-476) », in *Rome et les barbares : la naissance d'un nouveau monde*, Milan, 2008.
-Munier G. & Kanape P. A., *Les Germains. De la conquête romaine aux grandes invasions*, Errance (éd.), 2013.
- Nutton V., *La médecine antique*, Les Belles Lettres, 2016.
- Oppitz P., *Das Geheimnis des Varusschlacht*, Zadara-Verlag, 2006.

- Périn P. & Feffer L.-C., *Les Francs*, Paris, 1997.
- Reddé M. & von Scnurbein S., *Alésia et la bataille de Teutoburg. Un parallèle critique des sources*, Jan Thorbecke Verlag, Ostfildem, 2008.
- Rémy B., « Les inscriptions de médecins découvertes sur le territoire des provinces de Germanie. », in *Revue d'Études Anciennes*, 1996 ; (98) 1-2 : 133-172.
- Quast D., « Les Alamans », in *Rome et les barbares : la naissance d'un nouveau monde*, Milan, 2008.
- Sheldon R. M., *Renseignement et espionnage dans la Rome antique*, Les Belles Lettres (éd.), Paris, 2009.
- Wolters R., *Die Schlacht im Teutoburger Wald*, Munich, 2008, 253 p.

Table des matières

Structures éditoriales du groupe L'Harmattan

L'Harmattan Italie
Via degli Artisti, 15
10124 Torino
harmattan.italia@gmail.com

L'Harmattan Hongrie
Kossuth l. u. 14-16.
1053 Budapest
harmattan@harmattan.hu

L'Harmattan Sénégal
10 VDN en face Mermoz
BP 45034 Dakar-Fann
senharmattan@gmail.com

L'Harmattan Cameroun
TSINGA/FECAFOOT
BP 11486 Yaoundé
inkoukam@gmail.com

L'Harmattan Burkina Faso
Achille Somé – tengnule@hotmail.fr

L'Harmattan Guinée
Almamya, rue KA 028 OKB Agency
BP 3470 Conakry
harmattanguinee@yahoo.fr

L'Harmattan RDC
185, avenue Nyangwe
Commune de Lingwala – Kinshasa
matangilamusadila@yahoo.fr

L'Harmattan Congo
67, boulevard Denis-Sassou-N'Guesso
BP 2874 Brazzaville
harmattan.congo@yahoo.fr

L'Harmattan Mali
ACI 2000 - Immeuble Mgr Jean Marie Cisse
Bureau 10
BP 145 Bamako-Mali
mali@harmattan.fr

L'Harmattan Togo
Djidjole – Lomé
Maison Amela
face EPP BATOME
ddamela@aol.com

L'Harmattan Côte d'Ivoire
Résidence Karl – Cité des Arts
Abidjan-Cocody
03 BP 1588 Abidjan
espace_harmattan.ci@hotmail.fr

Nos librairies en France

Librairie internationale
16, rue des Écoles
75005 Paris
librairie.internationale@harmattan.fr
01 40 46 79 11
www.librairieharmattan.com

Librairie des savoirs
21, rue des Écoles
75005 Paris
librairie.sh@harmattan.fr
01 46 34 13 71
www.librairieharmattansh.com

Librairie Le Lucernaire
53, rue Notre-Dame-des-Champs
75006 Paris
librairie@lucernaire.fr
01 42 22 67 13

www.ingramcontent.com/pod-product-compliance
Lightning Source LLC
LaVergne TN
LVHW021215061026
849535LV00008B/2746